食の安全

吉村悦郎・関崎　勉

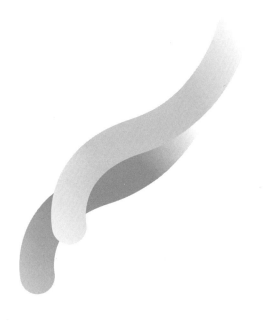

食の安全（'21）

©2021　吉村悦郎・関崎　勉

装丁・ブックデザイン：畑中　猛

o-36

まえがき

　我々ヒトは，食事をとることで命を紡いでいる。食事となる物質は，もとをたどると高等植物や藻類，はたまた他の動物ということになる。太陽光のエネルギーが光合成により有機化合物として固定され，ヒトがそれを利用するという図式になる。

　一方，食事が原因で健康被害が生じることもある。これは，食中毒といわれているもので，毎年数万人規模の罹患者が生じ，残念なことに2009 〜 18 年の10年間をとってみても51 人の方が命を落とされているという現状がある。このような食中毒の発症原因は，ハザード（危害要因）といわれ，ふぐ毒などの化学物質からノロウイルスなどのウイルス，大腸菌 O157 などの細菌，そしてアニサキスのような寄生虫がある。また，アレルギー物質も時としては重篤な病状を招くことが知られている。ハザードには，これらの生物体由来のものの他に，環境に含まれるカドミウムなどの金属イオン，ダイオキシンなどの生体異物，さらには放射能まで多岐にわたっている。

　本書の目的は，これらハザードの本質を明確にし，食の安全の確保に資することにある。たとえば，細菌のようなハザードには，熱を通せば，あるいは真空で保存していると安全であるといった漠然とした感覚にとらわれることもあるかもしれないが，これが必ずしも正しくないことは本書によって理解できるであろう。一方，慎重を期すために，ハザードがまったく存在しない食事を願望することは，ゼロリスクを追求することで，これも無意味であることが分かってくるであろう。

　本書では，第 1 章でハザードを概観し，第 2 章と第 3 章で化学物質の毒性評価の科学的考え方と有機化合物の毒性発現と解毒機構について解説する。第 4 章では金属イオンの毒性発現と解毒機構，第 5 章では発がん物質と発がん作用，第 6 章では食物アレルギーについて免疫機構から解説する。第 7 章ではハザードのリスク評価とリスク管理の基礎を，第

4

8章では食品添加物，農薬，動物用医薬品など食品に意図して使用される物質のリスク評価とリスク管理，第9章では健康食品の安全性と適正な利用法を取り上げる。第10章から第13章では生物学的ハザードについて解説する。第10章では細菌とウイルスによる感染症，第11章では食品の中で毒素を生産する細菌，第12章では寄生虫，第13章ではハザードの時代や社会変化に伴う顕在化を解説する。第14章では食の安全確保に関する社会経済的側面，第15章では食品安全対策の法制度と運営に関する基本的構造と国際的な枠組みを取り上げる。現代の食品流通を考えると必須の項目である。なお，ハザードとなる化学物質や生物体，ならびに安全性確保の手法など重要性が高い項目については，複数の章で取り上げる。

　食品には常にハザードが付きまとい，そのリスクを軽減することが食の安全につながっていく。本書によって，食品のハザードを科学的に理解し，安全な食生活を送るための一助になれば幸いである。

　本書では，食の安全の分野で最先端の研究を推進しておられる方々に担当をお願いした。ご多忙中に執筆いただいたことに深謝申し上げます。

　最後に本書の編集にご尽力いただいた與那嶺恵美氏に感謝いたします。

2021年3月　吉村　悦郎

目次

4 | 化学物質の代謝と健康障害Ⅱ
―無機化合物―　　　　　　　　　　　　| 香山不二雄　57

5 | 変異原・発がん物質，放射線
　　　　　　　　　　　　　　　　　| 香山不二雄　76

1 食とその安全性

吉村悦郎

《**目標＆ポイント**》 食の安全性の確保は，現代を生きる我々にとって必須の
事項である。食中毒の事例は年間数万人規模の患者数の報告があることから
も，その重要性はうかがい知れる。本章では，食中毒の原因となっている，
食品に含まれている危害要因の全体像を理解することを目的としている。こ
の中で，特に発生事例が多い細菌とウイルスは形態学的，ならびに生理学的
特性を概説しているので，より深い発症機序の理解につなげてほしい。また，
過去の食中毒の事例から，時代とともにその病因が変化していること，なら
びに新たな危害要因が生じていることも理解されたい。
《**キーワード**》 ハザード，危害要因，食中毒

1. はじめに

　食品は，ヒトの命を紡いでいくうえで必要不可欠の物質である。一方，
食品の摂取からは，時として健康被害を生じることもまた事実である。
食中毒は，今日でも新聞の紙面をにぎわすように比較的高頻度に発生し，
毎年，数万人規模での患者が発生している。また，死亡者数は以前と比
べて減少したものの，死亡症例のない年は 2009 ～ 18 年の 10 年の中で
2009 年と 2010 年だけという現状がある。このことは，我々が社会生活
を営むうえで，食の安全を確保することがいかに重要であるかを如実に
示しているといえる。
　生物が生命を維持するための営みを生命活動という。生命活動は，無
数ともいえる化学反応から構成され，それぞれが統合して進行している

状態ととらえることができる。これらの化学反応を通して，生物はエネルギーの獲得と有機化合物の合成を行う。エネルギーは生命活動を遂行させるのに，また，有機化合物は自身の構造を形成するのに必要であるからである。

　地球上に存在する生物は多種多様であり，生命活動の機構も多岐にわたる。これらを，有機化合物を合成するときの原材料という観点から見ると，独立栄養生物と従属栄養生物に分けることができる。独立栄養とは，生物体に必要な有機化合物を二酸化炭素の還元から合成する形式で，従属栄養とは，他の生物由来の有機化合物を利用する形式である。

　独立栄養で生育する生物に高等植物がある。高等植物は，光合成で二酸化炭素を還元して糖を合成する。タンパク質，脂質などの生体分子は，この糖を原料として作られる。藻類も同様に光合成を通して生命活動に必要な分子を合成する。一方，従属栄養生物に，我々ヒトを含めた動物がある。動物は，植物体あるいは他の動物体が有する有機化合物を利用する。また，カビや細菌などの微生物も従属栄養生物の一員であり，他の生物からの有機化合物に依存した生命活動を営んでいる。

　食品は，動物体や植物体から形成されたものであり，これらの生物体を起源とする，様々な物質が含まれている。これらの物質は，健康を促進する場合もあるし，逆に健康被害を生じる可能性もある。また，微生物は我々の生活環境では普遍的な存在であり，食品に混入してきて健康を害することもある。つまり，食品は，ヒトに対する栄養素の供給源として重要な地位を占めている反面，健康被害を引き起こすハザード（危害要因）を内包する危険性が常にあるといえる。食の安全の確保とは，このハザードの実体を理解しその危険性を抑制することに他ならない。

2. 微生物とウイルス

　食品がもつ危害因子の中で，微生物やウイルスは大きな割合を占めている。ここでは，両者の形態学的ならびに生理学的特徴について概説しよう。微生物とは，微小な生物体を総称していうもので，生物学上の定義ではない。一般に，微生物には細菌（バクテリア），酵母，カビ（真菌類）などが含まれる。

　すべての生物は，その構成単位としての細胞がある。細胞は，その構造から原核細胞と真核細胞に分かれる。原核細胞と真核細胞の模式的な構造を図1－1に示した。原核細胞には，細胞内にDNA（deoxyribonucleic acid）とリボソームが存在している。リボソームでは，DNAの遺伝情報を基にタンパク質の合成が行われる。一方，真核細胞には内部に膜で囲まれた構造物がいくつか存在している。これらは，オルガネラあるいは細胞小器官といわれ，それぞれ独自の役割を担っている。核はDNAを保持し，その遺伝情報を基にリボソームでタンパク質の合成が行われる。小胞体はタンパク質の成熟化などに必要で，また液胞は不要物の分解などを行う。また，ミトコンドリアでは呼吸によりATPを産生する。原核細胞に属する大腸菌は1〜2 μm程度の大きさで，真核細胞に属するパン酵母は5〜10 μm程度と，一般に真核細胞の方が大きい。

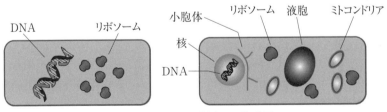

図1－1　原核細胞（左）と真核細胞（右）の模式図

14

　細菌（バクテリア）は原核生物からなり，単一の細胞で生命体として機能している。食中毒の原因となるものとして，サルモネラ菌，ボツリヌス菌，黄色ブドウ球菌など多くの種類が知られている。酵母も単細胞生物であるが，真核細胞に属している。アルコール発酵や味噌や醤油の生産に欠かせない。カビは，糸状菌ともいわれ真核細胞の多細胞生物である。図1−2に示すように，菌糸体からは分生子柄が伸びていて，その上の頂のうからは分生子が放出される。分生子柄の長さは，1 mmに達する場合もある。カビも，味噌，醤油などの発酵食品の生産に必要であるが，菌種によってはカビ毒を生産することも知られている。

　原核細胞，真核細胞ともDNAには遺伝情報が塩基配列として組み込まれている。同一の菌種でも病原性がある場合とない場合があるが，これはDNAの塩基配列の違いから生じる。大腸菌を例にとって説明しよう。大腸菌は，腸内細菌としてヒトや動物の体内に生息しているし，また環境中にも広く分布している。通常はこのような大腸菌には病原性は認められないが，一方では大腸菌O157のように病原性をもつ菌も存在する。このような病原性を示すのは，大腸菌O157のDNAが非病原性の大腸菌のDNAと共通した基本骨格の他に病原性の発現に関連する塩

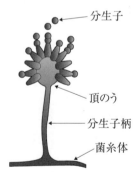

図1−2　カビの模式図

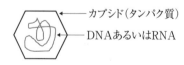

図1−3　ウイルスの模式図

基配列を有するからである。

　細菌の特徴として生育速度が速いことが挙げられる。1回の分裂に要する時間は倍加時間といわれ，条件さえよければこの時間は15分程度のこともある。この倍加時間で生育すると，4時間後には菌数は約66,000倍にも達する。なお，一般に，酵母の生育速度は細菌より遅く，またカビは酵母よりも遅い。

　細菌によっては生育条件が悪くなると芽胞といわれる構造物を細胞内に形成する。芽胞は，熱，乾燥などに耐性があり，生育条件が回復すると発芽して細菌細胞となり，再び増殖する。

　微生物の作用により食品は変質する。これは，食品が微生物の生育に必要な物質を豊富に含み，微生物がこの物質を利用した生命活動を行うからである。この活動では，食品に含まれていた成分の化学構造が変化する。食品が，このような変質により可食性を失うことを腐敗という。一方，同様の変質でも，可食性を失わない場合を発酵＊という。つまり，微生物活動で食品成分が変化した場合，この変化が人類に都合がいいときを発酵，不都合なときを腐敗といっている。

　ウイルスは微生物よりもさらに小さく，20 ～ 300 nm 程度の大きさである。基本的には，図1-3に示すように遺伝物質としてのDNAあるいはRNA（ribonucleic acid）をカプシドといわれるタンパク質の殻で包んだ構造となっている。この他にエンベロープといわれる脂質と糖タンパク質からなる被膜が存在する場合がある。ウイルスは，それ自身では増殖することができない。そのため，他の生物に寄生し宿主細胞がもつ生命活動に必要な物質を利用することで増殖する。

3. 食品に含まれるハザード

　食品は，時としてヒトの健康に悪影響を及ぼす場合がある。この原因

＊　発酵は本章で示したのとは別に呼吸の対立語として用いられることもある。この場合は，有機物質を分解する過程で高エネルギーリン酸化合物を生成し，これからATPを合成する代謝のことをいう。

となる因子はハザードといわれ，その種類は多岐にわたっている。ハザードの理解のために整理すると，三つのタイプに分けることができる（図1-4）。まず，食品に混入した有害な生物体が挙げられる。有害生物とは，細菌，ウイルスおよび寄生虫のことで，これらは食品となる動物や植物体には本来は含まれてはいない。有害生物体の混入は，動物や植物の生育過程から食品への加工までのすべての過程で生じる可能性がある。ここで，ウイルスは，厳密には生物には含まれないが便宜上この範疇に含めた。第二に，食品となる動物や植物そのものに由来するものが挙げられ，これには自然毒とアレルギー物質がある。自然毒は，さらに動物由来のものと植物由来のものがある。アレルギー物質も食品の原料である

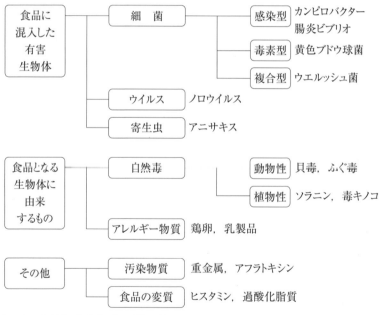

図1-4　食品に含まれるハザード

動物や植物に含まれているもので，一般に，加工などの工程を経ても残存する。第三にその他として，汚染物質と食品成分の変質がある。汚染物質は，動物や植物が生育している段階で環境から混入してくる。また，食品の変質は，動物や植物体に含まれる物質が化学的あるいは生物学的な変換を受けた結果，健康被害を生じるものである。それぞれのハザードについて，例示しながら概説していこう。詳細な解説は，本章以降を参照されたい。

3.1 食品に混入した有害生物体

(1) 細菌

　細菌を原因とする食中毒は，頻度が高い。たとえば，2018年に届けられた食中毒患者の中で細菌感染が病因となっている割合は38％になる。細菌は普遍的に存在しているためその混入は，動物や植物が生育しているときから食品への加工を経て実際に摂食されるまでのすべての段階で生じる可能性がある。また，混入した菌数が微少で必ずしも食中毒の発生にはつながらない場合でも，保存が不適切な場合には菌数の上昇を招き，食中毒の発生を見ることもある。

　細菌による食中毒では正確な発症機構が不確かなものも多いが，感染型，毒素型ならびに複合型に分類することができる。感染型は，経口摂取された原因菌がヒト腸管内で増殖し健康被害を生じさせる。毒素型は，原因菌が食品へ付着して増殖し食品中で毒素を生成し，この毒素を原因とする。複合型は，腸管内で原因菌が毒素を生成し，この毒素を原因とするものである。毒素型は食品中で毒素が産生されるので食品内毒素型といわれることもある。また複合型はヒト体内で毒素が生成されるので生体内毒素型といわれる場合もある。

　感染型に分類される細菌にカンピロバクターがある。本菌は，家畜，

家禽，野生動物の消化管に分布していて，これら動物の糞で汚染された河川水や下水にも存在するようになる。感染は，本菌で汚染された鶏肉や牛肉を不十分な加熱で調理されたものを摂食することで生じる。また，汚染された飲料水で感染する場合もある。さらに，調理器具を介した二次感染も生じる可能性があり注意が必要である。

　毒素型（食品内毒素型）細菌に黄色ブドウ球菌がある。本菌は，ヒトや動物の皮膚，鼻腔などに広く分布している。原因となる食品に，おにぎりや寿司などが挙げられ，これらの食品中で産生されたタンパク質の毒素（エンテロトキシン）が発症原因となる。この毒素は耐熱性が高いため，不十分な加熱では毒素が残存したままとなる。タンパク質分解酵素に対する抵抗性が高いため，消化管中で分解されずに血中へ移行すると考えられている。

　複合型（生体内毒素型）細菌にウエルシュ菌がある。本菌は，土壌，家畜や魚類の腸管に分布している。偏性嫌気性菌であり，酸素分圧の低い環境で生育する。また，加熱により芽胞を形成する。原因食品には，深い鍋で大量に調理されたカレーやスープなどがある。食品が本菌で汚染されていると，加熱により芽胞が形成される。その後放置しておくと，放熱により芽胞から増殖型の細菌に変化し，余熱で鍋の下部の嫌気的部位で増殖する。汚染された食品を摂取すると，本菌は腸管でエンテロトキシンを産生し，発症へとつながっていく。

(2) ウイルス

　ウイルスによる食中毒は近年急増していて，たとえば2018年の患者の51％はウイルスによるものである。また，その中のほとんどがノロウイルスによるもので，食中毒患者の49％を占めている。本ウイルスは河川や海水中に存在し，カキ，ハマグリなどの二枚貝の中腸線に蓄積

する。河川や海水にこのウイルスが存在するのは，感染者の糞や吐物に含まれるウイルスが下水処理場で除去されず，通過して河川や海水に到達するからである。

　ノロウイルスは，河川や海水中，ならびに二枚貝に取り込まれてもその中では増殖しない。汚染された食品をヒトが摂取し腸管に到達することで上皮細胞に感染し増殖する。ノロウイルスは感染力が極めて強く，本ウイルスに感染した食品取扱者により食品が汚染されることもある。また，井戸水などが汚染源となる場合もある。

(3) 寄生虫

　寄生虫とは，他の動物を宿主としそこから栄養を得て生命活動，つまり寄生を行う動物のことをいう。寄生虫は，水や野菜，魚介類，獣肉類を通してヒトに感染する。

　アニサキスによる食中毒は，近年，報告例が増加している。アニサキスは，本来はクジラやイルカなどの海産哺乳類の胃に成虫として寄生している。虫卵が海産哺乳類から糞便とともに海中に放出されると，幼虫としてオキアミ類に捕食されてから小魚，魚類やイカ類へ移動する。アニサキス食中毒は，アニサキス幼虫が寄生した魚類をヒトが摂食することで生じる。アニサキス幼虫は胃壁や腸壁に侵入し，激しい腹痛や嘔吐の症状を呈する。

　アニサキス幼虫は，サバ，アジ，イカなどの魚の内臓に寄生していて，捕獲された後は筋肉中に移動する。加熱処理や冷凍で死滅させることができる。

3.2 食品となる生物体に由来するもの

(1) 自然毒

　自然毒は，動物体や植物体に含まれているもので，それぞれ動物性自然毒，植物性自然毒といわれる。有毒成分は，当該生物自身が合成する場合と食物連鎖で蓄積していく場合とがある。

　動物性自然毒は，主に魚介類が有する。有毒成分を保有する魚介類は，本来は無毒の生物であるが，有毒成分を含有する生物を餌として摂取することで毒化されていく場合が多い。たとえば，下痢性貝毒はムラサキイガイ，ホタテガイなどの二枚貝に蓄積された下痢性貝毒によるものであるが，その起源は有毒渦鞭毛藻にある。したがって，この藻類の繁殖の有無により二枚貝に含まれる貝毒の濃度が変化する。

　植物性自然毒は，主としてキノコ類が生産するもので，誤食により中毒が生じる。一方，身近な植物性自然毒に，ジャガイモの産生するソラニンがある（図1-5）。ソラニンは，ステロイドアルカロイドのソラニ

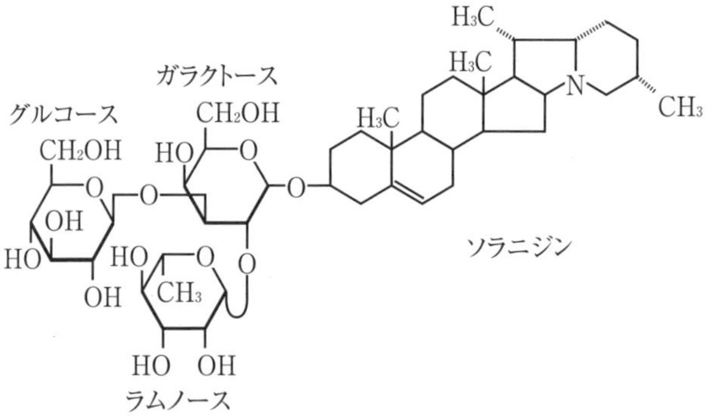

図1-5　ソラニンの構造
（出所）　今堀和友・山川民夫 監修『生化学辞典〔第4版〕』（東京化学同人，2007年）

ジンにグルコース，ガラクトース，ラムノースが結合した配糖体で，ジャ
ガイモの発芽部や緑色部に存在する。熱に強く，高温の調理でも残存す
る危険性が高い。

(2)　アレルギー物質

　免疫とは，自己を構成する物質以外の物質（非自己）を免疫監視機構
で認識し攻撃を加える仕組みのことである。食品は基本的には非自己の
物質であるが，免疫反応が生じないように免疫寛容といわれる機構を発
揮している。一方，特定の食物に対してアレルギー体質をもつ人は，免
疫監視機構に何らかの障害が生じていて，食品成分を抗原と認識して不
必要に強い免疫反応を生じる。これが食物アレルギーといわれる疾患で，
血圧低下，呼吸困難などの様々な症状が出現する。

　現在，アレルギーを生じる可能性がある原材料として，エビ，カニ，卵，
乳，コムギ，ソバ，ラッカセイの 7 品目が加工食品には特定原材料とし
て表示が義務付けられている。この他に，表示が推奨されている食品が
20 品目ある。

3.3　その他

(1)　汚染物質

　土壌中に含まれる金属が植物中に取り込まれることで食品が汚染され
る場合もある。たとえば，カドミウムが高濃度含まれる土壌からはカド
ミウムがコメの中に取り込まれることもある。高濃度のカドミウムは腎
臓に傷害を及ぼすことが知られていることから，安全性を保つための規
制値が定められている。

　貯蔵中のコメ，ムギ，マメなどに着生したカビが生育する過程で産生
する物質の中に健康被害を生じる物質がある。これらをカビ毒（マイコ

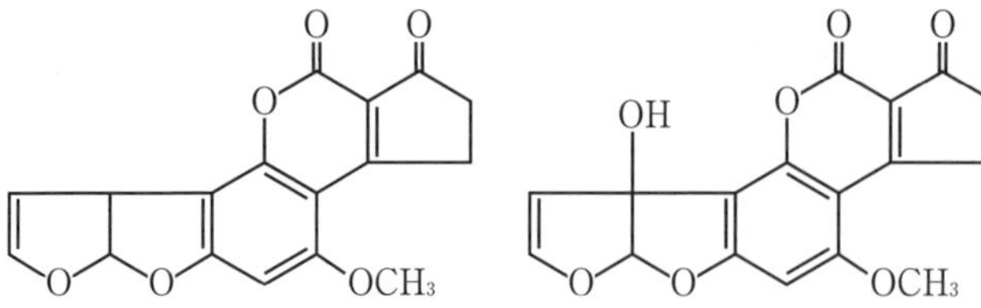

アフラトキシンB₁ アフラトキシンM₁

図1-6　アフラトキシン類縁体の構造

トキシン）と総称する。アフラトキシンもマイコトキシンに分類される物質で，アスペルギルス属に属するカビが産生する。アフラトキシンにはいくつかの構造類縁体が存在するが，その中でアフラトキシンB₁（図1-6）は，現存する天然物中で最も高い発がん性をもっている。アフラトキシンで汚染された餌で飼育されたウシの乳汁からは，アフラトキシンB₁が水酸化されたアフラトキシンM₁（図1-6）などが検出されることがある。

(2) 食品の変質

　食品は，置かれている環境により，化学的あるいは生物学的変換を受けて危害物質を産生することがある。

　油脂は脂肪酸とグリセリンからなるエステルである。植物油やラッカセイなど脂質含量の高い食品に含まれる他，魚などにも存在している。空気中の酸素とは基本的には反応しないが，不飽和脂肪酸からなる油脂では光，熱，あるいは鉄などの金属イオンの存在下で油脂の脂肪酸の部位が酸化され，過酸化物（ペルオキシド）が形成される。過酸化物からは，低級脂肪酸，アルデヒド，ケトンなどを二次的に生じる。そのため，過酸化脂質を含む食品の摂取は，嘔吐，腹痛などの中毒症状の原因とな

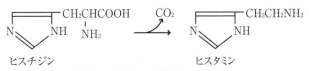

図1-7 ヒスチジンからヒスタミンの生成

る。

　ヒスタミンも高濃度含まれると食中毒の原因となる。赤身魚（マグロ，カツオ，サバなど）には遊離した状態のヒスチジンの含量が高い。このため食材への付着菌が増殖し細菌が脱炭酸酵素（ヒスチジンデカルボキシラーゼ）を有していると，その作用によりヒスチジンから二酸化炭素が遊離してヒスタミンを生じる（図1-7）。ヒスチジン，ヒスタミンとも熱安定性が高い。そのため，加熱加工された赤身魚でも放置するとヒスタミンを生じる可能性がある。また，いったん生じたヒスタミンは加熱しても変化しないので，加熱調理でも危険性は変わらない。

　ヒスタミンを高濃度含む食品を摂取すると，紅斑や蕁麻疹などを発症することがある。これは，食物アレルギーの症状に似ているが，免疫反応によるものではないので食物アレルギー様食中毒といい，食物アレルギーとは区別されている。

4. 食中毒発生状況の年次変化

　年次別食中毒の患者数と死亡者数を図1-8に示した。ここで示した患者数は，医師が食中毒として保健所に届け出た人数に基づいている。実際には，症状が軽いため医師の診察を受けなかった場合や病院でも風邪と診断される場合もあるため，ここで示した患者数は，実際の食中毒罹患者よりもかなり少ないと考えられる。それでも，このグラフを見ると毎年2万～6万人と，多数の食中毒患者が発生している。年間死亡者

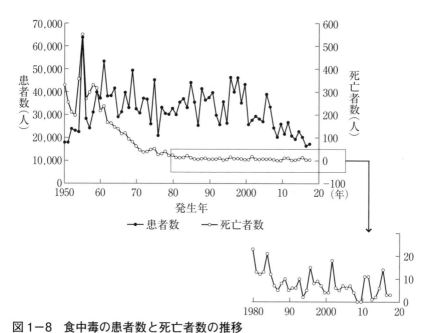

図1−8　食中毒の患者数と死亡者数の推移
（出所）　総務省「総合統計書」のデータに，厚生労働省「食中毒統計資料」を加えて筆者作成

数は，1961年まではほぼ200人以上であったものの，その後，徐々に減少し続け，2000年以降は，10人を超える年は2002年，2011年，2012年，2016年の4年間だけとなった。この減少は，食品衛生の向上とともに医療技術の進歩も挙げられよう。

　食中毒の病因は年代によって異なっている。1985〜2018年における，腸炎ビブリオ，カンピロバクター，ノロウイルスによる食中毒の発生件数を図1−9に示した。腸炎ビブリオは1998年をピークとし，その後減少し続けて2011年以降は多くても22件の発生数である。この減少には，水産物の低温保存などの規格基準の設定や，衛生管理の法的整備が行わ

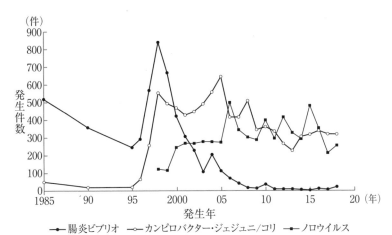

図1−9　腸炎ビブリオ，カンピロバクター，ノロウイルスによる食中毒事件数の推移

（出所）　厚生労働省「食中毒統計資料」より筆者作成

れたことが功を奏したと考えられる。一方，カンピロバクターによる食中毒は，1996年以前には100件に満たない発生数であったが，1998年以降には300〜600件の発生数で，急激に増加している。このことは，我が国における食の欧米化，すなわちタンパク質源として魚中心であったものが肉類へと変化していったことと無縁ではないように思われる。

　ノロウイルス（2004年以前は小型球形ウイルスと呼ばれていた）による食中毒は，1998年より食中毒の病因として認識されていて，2000年以前は100件程度で推移していたが2005年過ぎには300件前後と大幅な増加が生じている。1件当たりの患者数が多く，2018年には食中毒患者の49％が本ウイルスを病因としている。

　以上示した食中毒の発生状況という観点を踏まえて食の安全を考えると，その病因は時代とともに変化するということがいえるであろう。こ

の理由として，我が国における食の嗜好性の変化と食中毒に対する行政的な対応が挙げられる。さらに，ノロウイルスや大腸菌 O157 のように，過去には見られていなかったハザードが突如生じてきたことも理解しておくことが重要である。このような新たな脅威は今後も発生する可能性があり，現況で生じている食中毒の被害リスクを低減する努力を積んでいくとともに，新たな脅威に対する備えも必要である。

参考文献

1. 日本食品衛生学会編『食品安全の事典』（朝倉書店，2010 年）
2. 有薗幸司編『健康・栄養科学シリーズ　食べ物と健康　食品の安全〔改訂第 2 版〕』（南江堂，2018 年）
3. 一色賢司編『新スタンダード栄養・食物シリーズ 8　食品衛生学〔補訂版〕』（東京化学同人，2016 年）

学習課題

　最近生じた食中毒事例を，新聞やインターネットでいくつか調べ，その原因を考えてみましょう。

2 | 中毒学入門

吉村悦郎

《**目標＆ポイント**》 化学物質の吸収，分布，排泄の体内動態，ならびにその毒性発現の概略を理解する。また，毒性発現が化学物質曝露方式に依存することを学ぶ。さらに，動物実験での毒性の評価法と，それによるヒトの安全性確保の概略を理解する。
《**キーワード**》 即時型毒性，遅延型毒性，用量－反応曲線，許容一日摂取量，耐容一日摂取量

1. はじめに

　中毒とは，「化学物質，植物，細菌などが体内に侵入し，生理的状態に有害な変化を起こすこと」をいう（『生化学辞典〔第 4 版〕』東京化学同人，2007 年）。様々な物質や生物体が中毒を生じる原因となるが，本章ではその基礎として，化学物質による有害作用の発現機構を紹介する。

　化学物質の毒性は，物質それ自身が有する化学構造の特性でもあるが，濃度にも依存している。つまり，すべての物質は毒であり，毒性は用量が決定する。このことは，一般的に毒物として認識されているような物質でも閾値（「しきいち」ともいう）が存在し，その濃度以下の用量では有害作用を呈さないことを意味している。ヒトにおけるこの閾値を科学的に決定することで食の安全を担保することが可能になる。

2. 化学物質の曝露と有害作用

　生物体が化学物質に曝露されて生じる有害作用は，化学物質の特性と曝露の方式により様々に変化する。これは，曝露後の化学物質の体内動態と生物体の応答がそれぞれの化学物質で異なるからである。本章では，食品に含まれる化学物質を対象とし，化学物質の体内動態と各組織，器官で生じる有害作用の発現様式を紹介する。

2.1　化学物質の吸収と分布

　化学物質は，体内に取り込まれることで有害な作用を呈する。この取り込み経路は複数あり，消化管（経口摂取），肺（吸入），経皮などが知られている。食品に含まれる化学物質では，食品の経口摂取に伴って取り込まれるので，以下この過程について解説する。

　経口摂取された化学物質の吸収と体内分布の機構を理解するには，血液の体循環に対する知識が必要である。この概要を図2−1に示した。体循環では，肺で酸素を受け取った血液が動脈血として心臓から各器官・組織に運ばれる。酸素が消費された血液は静脈血として心臓に戻るという循環系を形成している。一方，経口摂取された化学物質は消化管を通る過程で主として小腸で吸収され，小腸上皮細胞に入る。小腸からは門脈といわれる静脈が肝臓までつながっていて，化学物質はこの静脈流に沿って肝臓へ運ばれる。門脈は，胃や小腸で吸収された化学物質を肝臓に運ぶ静脈系統の血管で，そこを流れる血液は肝臓に流入する血液の70％を担っている。残りの30％は肝動脈からの動脈流による。肝臓から出た化学物質は，肝静脈を通って心臓に戻り，その後，それぞれの臓器や組織に運搬される。

　体循環系の一つに腎臓を通過する経路がある。この経路で腎臓に到達

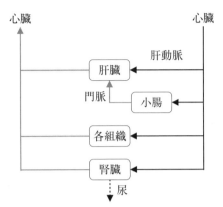

図 2－1　血液の体循環

した化学物質は，血液から尿へと濾過により排泄される。これにより体
内濃度は減少する。なお，化学物質は小腸や肝臓で代謝を受けて化学構
造が修飾を受けて毒性を変化させるが，その詳細は第 3 章を参照された
い。

　脂溶性の高い化学物質でも消化管から小腸細胞に入るが，その後リン
パ管を経由して全身循環系に移行する。この場合も，肝臓での代謝を受
けた化学物質は，腎臓に到達すると，尿へと排泄される。

　化学物質が全身循環血から組織に移行するには，血液と組織の間に存
在する膜を通過する必要がある。この膜による化学物質の透過性はそれ
ぞれの膜で異なっているため，化学物質の濃度は組織ごとに異なってく
る。一般に，化学物質の毒性は組織に蓄積された濃度と曝露時間に依存
する。しかし，組織ごとに化学物質に対する感受性が異なっているので
濃度の高い組織や器官が必ずしもその化学物質での障害の標的となるわ
けではない。たとえば，鉛は骨に蓄積するが，中毒症状としては貧血な
どの血液障害や中枢神経系への障害が知られている。また，日本でも過

去において殺虫剤として使用されていた有機塩素系の農薬，DDT は脂肪組織に蓄積するが，毒性は脳で発現される。

2.2　毒性の発現様式

(1) 潜在期間

　化学物質の曝露から毒性が発現されるまでに要する時間を潜在期間という。潜在期間は物質ごとに異なり，また用量によっても変化する。潜在期間が比較的短いものを即時型，長いものを遅延型という。

　即時型毒性は，主として呼吸系や神経系に障害を与えることで生じる。たとえばシアン化物であるが，これはミトコンドリアのシトクロム c 酸化酵素を不活性化することで細胞の酸素呼吸を阻害する。つまり，酸素が存在しても呼吸反応を行うことができないということになる。この場合の潜在期間は，短い場合は数分ともいわれている。また，ボツリヌス毒素も潜在期間が短い。この毒素は，神経筋接合部でシナプス小胞表面のタンパク質と結合してこれを破壊する。このため，神経伝達物質であるアセチルコリンの放出が阻害されることで生じる。神経の興奮伝達が正常に行われず，骨格筋が弛緩して視力障害，発生困難，呼吸麻痺などが生じる。この場合の潜在期間は 18 ～ 48 時間程度といわれている。

　有機リン系の農薬（ジクロルボス，レポトホスなど）は，両方のタイプの毒性を示す。即時型毒性としては，曝露後 18 ～ 48 時間に現れるもので，頭痛，嘔吐，腹痛などの症状を呈し最悪の場合は心停止を招く。これは，神経伝達に不具合を生じることが原因となっている。一方，同じ有機リン系の農薬は，遅延型毒性を示すこともある。症状として，曝露の 4 週間ほど後に出現する運動麻痺，運動失調などが知られている。この発症機序は明らかではないが，神経の軸索に障害を与えることが原因と考えられている。

　食品とは直接関係はないが，世代を超えて毒性が出現する例もある。サリドマイドは妊婦のつわりを軽減する薬剤として開発されたものであるが，新生児への催奇形性の誘発という副作用が判明した。このような，潜在期間が極めて長い中毒では予防が難しく，被害の拡大を招く危険性がある。

(2) 曝露形式

　毒性には，急性毒性と慢性毒性という分類の仕方もある。食品安全委員会では，急性毒性は，化学物質の1回の投与（曝露）または短期間（24時間以内）の複数回投与によって短期間（一般的には14日以内）に生じる毒性，慢性毒性は，長期間（通常6ヶ月以上）の反復投与によって生じる毒性としている。またその中間として，比較的短期間（通常1〜3ヶ月程度）の反復投与によって生じる毒性を亜急性毒性としている。

　このような，曝露方式により毒性の発症の違いが生じる機構を，化学物質の曝露モデルを使って考えてみよう。このモデルでは，化学物質の曝露を一度だけ行う場合（単回曝露）と複数回に分けて行う場合（反復曝露）を想定している。

　単回曝露後の標的部位（毒性が発現する器官）における化学物質の濃度変化を図2−2(A)に示した。

　曝露後に，尿からの排泄と代謝により化学物質の濃度は減少する（代謝では，化学物質の毒性が上昇する場合もあるが，ここでは毒性が軽減あるいは消滅する場合を想定している）。化学物質の減少速度は，Xが最も大きく，次いでY，Zの順であり，網掛けで示した領域を，即時型の毒性が生じる濃度領域としよう。この場合，それぞれの化学物質とも毒性が生じる濃度を超えており，即時型の毒性が生じる可能性が考えられる。

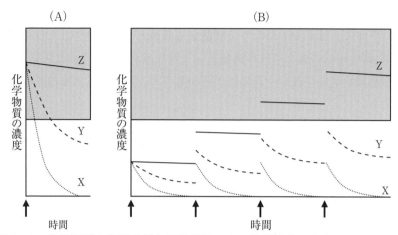

図2−2　化学物質の単回曝露と反復曝露による物質濃度の変化
矢印は投与時期を示す。網掛けした部分は，即時型毒性を示す領域を示す。

　化学物質の曝露量を4分の1にして，曝露を4回，時間をずらした場
合を考えよう（実際の反復曝露では，さらに多くの回数の曝露が行われ
るが，ここでは反復曝露の影響を理解するために模式的に4回の曝露と
している）。この曝露による標的部位の化学物質の濃度の変化を図2−
2(B)に示した。化学物質Xは，減少速度が大きいため次回の曝露までに
はすべて取り除かれている。したがって，その濃度は低く抑えられてお
り，毒性は認められないであろう。化学物質Yは，減少速度が中程度で，
次回の曝露時にも半分程度が残存したままである。このため，4回の曝
露後にはかなりの濃度での蓄積が認められ慢性毒性が発現する可能性が
ある。化学物質Zは，減少速度が極めて小さくそのため3回の曝露後
には即時型の毒性が発現するレベルを超えている。つまり，即時型の毒
性が現れるおそれがあり，また，物質が蓄積しているため慢性毒性が生
じる可能性も考えられる。

　このように化学物質の毒性は，代謝の容易さや排出されやすさといったその物質の化学的性質の他に，暴露の方式にも依存する。つまり，単回曝露と反復曝露では，障害の標的となる部位やその様式は必ずしも同じではないため，一般に，急性毒性と慢性毒性は異なる症状を呈するといえる。

　ここで，同一の物質が急性毒性と慢性毒性を示す例を示そう。亜ヒ酸（三酸化ヒ素）による急性毒性は 30 分〜1 時間程度で現れ，腹痛，嘔吐，血圧低下などの症状が知られている。また，慢性毒性として，皮膚の色素沈着（黒皮病），末梢神経症などがある。カビ毒であるアフラトキシンも急性毒性と慢性毒性を示す。急性毒性の症状は，黄疸，嘔吐，下痢などで，重篤な場合は死に至る。もう一方の慢性毒性には発がんが知られている。アフラトキシンにはいくつかの類縁体が存在するが，その中でアフラトキシン B_1 は，天然物中で最も高い発がん性を示す化合物と考えられている。

(3) 可逆性

　毒性には可逆性と非可逆性とがある。可逆性とは，障害を受けた組織で化学物質の濃度が減少すると障害から回復するものをいう。一般に，再生能力の高い臓器に生じた障害は，可逆性が高いといえる。このような臓器には肝臓や消化管が挙げられる。これらの器官では，細胞が障害を受けるとその他の正常細胞の分裂が促進されて，再生が行われる。しかし，過剰量の曝露では障害からの回復は困難になる。

　中枢神経系に生じた障害は非可逆性になる傾向がある。これは，中枢神経系の細胞では分裂速度が遅く障害を受けたニューロンに置き換わる能力が小さいからといえる。

3. 化学物質の摂取量と安全性

3.1 毒性試験

　化学物質の毒性の評価には，ヒトの疫学調査の結果を用いることもあるが，一般には実験動物（ラット，マウスなど）を用いた毒性試験を基にしている。また，毒性は曝露方式により変化するので様々な様式の試験が必要になる。たとえば，厚生労働省では，食品添加物の指定要請書に添付すべき資料の中で毒性に関する項目として，28日間反復投与毒性試験，90日間反復投与毒性試験，1年間反復投与毒性試験，繁殖試験，催奇形性試験，発がん性試験，抗原性試験，変異原性試験，一般薬理試験を要求している（第8章の表8-1参照）。

3.2 用量－反応曲線

　化学物質の毒性は，使用する物質量と投与の方式で変化する。実験的には，生物体が受ける影響を投与量の関数として表すことで定量的な取り扱いが可能となる。

　マウスに対する化学物質Xの貧血に対する影響を調べたとしよう。実験では，30匹のマウスを九つのグループに分け，それぞれに異なった量の化学物質Xを与えるというものである。結果を表2-1に示した。実験は仮想的なものではあるが，一般に，曝露量とそれによる生体が受ける影響の間には同様の関係があることが知られている。

　一番左側のカラムは，化学物質Xの用量で，体重差を補正するために体重で割った値で示している。この結果から，化学物質をまったく与えなかった場合は，貧血になったマウスは1匹もいないが，用量を増やしていくと貧血を発症するマウスの個数が増加していき，640 mg/kgの用

表2-1　化学物質Xの曝露により貧血が発症したマウスの個体数

用量（mg/kg）	貧血を発症した個体数	用量区間における貧血を発症した個体数
0	0	—
5	2	2
10	5	3
20	10	5
40	16	6
80	22	6
160	27	5
320	29	2
640	30	1

量ではすべてのマウスで貧血が生じたということになる。ここで，用量5 mg/kgと10 mg/kgとの結果を比較してみよう。10 mg/kgでは5匹のマウスが貧血になったが，この中では2匹のマウスは5 mg/kgですでに貧血になっていたと考えることができる。すなわち，用量が5 mg/kgから10 mg/kgの範囲では，5から2を引いた3匹のマウスが貧血になると推定される。このような計算を行うと，それぞれの用量区間における，貧血を生じたマウスの数が，一番右のカラムのように求めることができる。

　用量に対する貧血発生率と用量区間における貧血発生率を図2-3(A)と(B)に示した。横軸は対数目盛であるので，たとえば，10〜20 mg/kgの間隔と20〜40 mg/kgの間隔が等しくなっている。

　用量区間ごとの貧血発生率（図2-3(B)）では，20〜40 mg/kgまでと40〜80 mg/kgまでの区間で最大値をとる釣鐘状のグラフになって

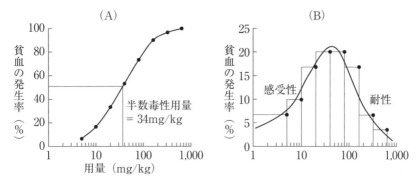

図2-3　化学物質Xの用量とマウスでの貧血の発生率
(A)用量－反応曲線，(B)貧血発生率のヒストグラム

いる。すなわち，実験に用いた動物集団には化学物質で障害を受けやすい個体群と受けにくい個体群が存在することが理解できよう。前者は感受性が高い，後者は耐性が高いといわれる。

　一般に，自然現象におけるバラツキは正規分布で表されることが多い。ある測定に対して，確率論的な変動が存在するからで，この場合は線形目盛においての正規分布となる。一方，対数目盛において正規分布を示す場合も知られていて，この場合は対数正規分布と呼ばれている。対数正規分布は，複数の要因が関連しあって生じる複雑系において現れる。ここで示した実験を例にとると，化学物質Xの曝露からは，化学物質Xの吸収，血漿タンパク質との結合，標的組織への分布など，様々な要因が関連した結果として貧血の発症に至ると推定される。このため，対数正規分布に近い分布になるものと理解できる。

　図2-3(A)は貧血の発生率を用量の関数として示したもので，用量－反応曲線といわれている。この曲線は，シグモイド型（S字型）の形状を呈しているが，これは，図2-3(B)に示したように，中間の感受性を呈する個体群の割合が最も高くなるからといえる。この現象は，他の化

表2-2　化学物質の半数致死量

化合物	$LD_{50}(mg/kg)$
砂糖	29,700
エタノール	14,000
食塩	3,000
DDT	100
ヒ素	48
ニコチン	1
テトラクロロジベンゾジオキシン（TCDD）	0.001
ボツリヌス毒素	0.00001

（出所）　Stephen Penningroth, Essentials of Toxic Chemical Risk : Science and Society（CRC Press 2010）

学物質での用量-反応曲線でも一般的な事柄ということができる。

　図2-3(A)で，縦軸の値が50％となる投与量（34 mg/kg）を半数毒性用量といい，TD_{50}（Toxic Dose, 50 は50％の意）で表す。この濃度を投与されたとき，半分の動物には障害が生じ，もう半分には障害は生じない。また，縦軸が死亡率の場合には，半数致死量 LD_{50}（Lethal Dose, 50 は50％の意）という。LD_{50} は化学物質の毒性の指標として用いられる。表2-2に代表的化学物質の LD_{50} の値を示した。定義から，この値が小さいほど毒性が強いということができ，毒性は化合物ごとに大きな違いが存在することが分かる。また，砂糖や食塩も，過剰量の投与では毒性を示すこと，すなわち，「すべての物質は毒であり，毒性は用量が決定する」ということが理解できる。

3.3　化学物質の安全性の推定

　化学物質の安全性は用量－反応曲線を基に推定される。化学物質の毒性発現には濃度の閾値が存在するものとしないものがあり，DNAに直接作用してがん化を生じるもの以外には閾値が存在すると考えられている。安全性を評価するには，両者で異なる手法が用いられるが，本章では，閾値がある場合の安全性評価について解説する。

　閾値がある用量－反応曲線において，有害作用が小さい領域を拡大したのが図2－4になる。何段階かの異なる投与量を用いた毒性試験で，有害作用が認められなかった投与量が何点か存在する。この中で，最大の値を最大無作用量，あるいは無毒性量（NOAEL；No－Observed－Adverse－Effect Level）という。このNOAELが閾値に相当する。一般に，異なった毒性試験では異なるNOAELの値が得られるが，通常は，その中で最小の値をその物質のNOAELとしている。なお，NOAELは単回曝露ではmg/kgのような単位となるが，反復曝露ではmg/kg・日の単位が用いられる。

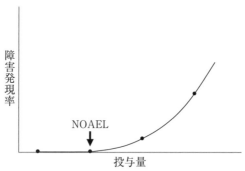

図2－4　用量－反応曲線からのNOAELの決定

3.4　ヒトにおける化学物質の安全性評価

　ヒトの安全性評価には，実験動物に対して得られた NOAEL が用いられる。その際，化学物質の種類によって別々の名称が使用されている。

　残留農薬や食品添加物などの意図的に使用される化学物質では，NOAEL から許容一日摂取量（ADI；Acceptable Daily Intake）が求められる。ヒトが摂取することが前提となっているので，許容できる（Acceptable）と表される。ADI は，動物実験で得られた NOAEL を安全係数（SF；Safety Factor）で割ることで得られる。

　環境汚染物質やカビ毒などの意図せずに混入する化学物質では，NOAEL から耐容一日摂取量（TDI；Tolerable Daily Intake）が求められる。本来，ヒトが摂取することを許容しているわけではないので，耐容できる（Tolerable）と表現されている。この場合では，動物実験での NOAEL を不確実係数（UF；Uncertainty Factor）で割ることで得られる。

　ADI も TDI も意味するところは同じで，ヒトが生涯にわたり毎日摂取し続けても健康に悪影響を及ぼさないと推定される一日当たりの摂取量となる。SF と UF も同様の意味をもっていて，一般には 100 の値が用いられている。これは，ヒトと実験動物との種間の違いに対する係数として 10，ヒトにおいても個人差があり感受性の高いヒトに適用するための係数として 10 を用い，両者の積（100）を根拠としている。

　食生活において化学物質による健康への影響を知るには，その化学物質の一日当たりの摂取量を推定する必要がある。このためには，

① 　マーケットバスケット方式：食品を購入して，製品ごとまたは一定の割合で混合し，化学物質の定量分析を行う。この値を基に一日摂取量を推定する。

② 陰膳（かげぜん）方式：対象者の１日に喫食する食事と同じものを
　用意し，化学物質の定量分析から一日摂取量を推定する。
等の方式がある。推定摂取量を NOAEL で割った値は曝露幅（MOE；
Margin of Exposure）といわれ，この値が SF あるいは UF と比較して
小さい場合はヒトの健康に懸念があると，また大きい場合は懸念がない
と評価される。

参考文献

1. 有薗幸司編『健康・栄養科学シリーズ　食べ物と健康　食品の安全〔改訂第２版〕』（南江堂，2018 年）
2. 日本食品衛生学会編『食品安全の事典』（朝倉書店，2010 年）
3. 日本毒性学会教育委員会編『トキシコロジー〔第３版〕』（朝倉書店，2018 年）
4. 一色賢司編『新スタンダード栄養・食物シリーズ 8　食品衛生学〔補訂版〕』（東京化学同人，2016 年）
5. Curtis D. Klaassen (ed.), Casarett & Doull's Toxicology: The Basic Science of Poisons, (McGraw-Hill Education (9th Ed.) 2018.

学習課題

我が国で生じた，化学物質による食中毒について調べてみましょう。

3 | 化学物質の代謝と健康障害Ⅰ
―有機化合物―

吉村悦郎

《**目標＆ポイント**》　生体異物の代謝過程を構造変化とともに理解できるようにする。特に，水溶性，疎水性の化学特性を化学構造と関連づけて理解し，生体異物の代謝は解毒にも働くが，場合によっては毒性発現の原因となることを学ぶ。
《**キーワード**》　第Ⅰ相反応，第Ⅱ相反応，シトクロム P450，CYP，生体異物

1.　はじめに

　食品には栄養素の他に様々な物質が含まれている。これらは，天然物由来のもの，あるいは化学的に合成されたものであり，摂食に伴い摂取される。その種類は，環境汚染物質，食品添加物，農薬など多岐にわたり，本来はヒトには存在しないものであるので生体異物（Xenobiotics）といわれている。濃度によってはヒトの健康に有害性を示すこともあり，その意味では危害物質にもなる。医薬品も生体異物の範疇にあり，高濃度では健康被害が生じる。

　生体異物は，有機化合物と無機化合物に大別される。本章では，有機化合物に分類される生体異物を取り扱うこととする。摂取された生体異物は，化学構造を変化させ，水への溶解性を上昇させる。その結果，生体異物の無毒化と排泄の促進が図られる。排泄による体内の濃度の低下に加えて生体異物の構造変化は，多くの場合で毒性を緩和している。し

かし，一方では，生体異物の構造変化が有害性を誘発する場合もある。生体異物が活性化され悪影響を及ぼすということで，このような現象はそれぞれの化学物質に生じる構造変化を追跡することでその理解につながってくる。

2. 水溶性と疎水性

　水への溶解性が高い性質を親水性，低い性質を疎水性という。一方，油への溶解性が高い性質を親油性，あるいは脂溶性という。一般に，疎水性は，親油性，あるいは脂溶性と同義的に用いられている。生体異物の吸収や毒性を理解するには，親水性と疎水性の概念を化学構造と関連付けることが必要である。

　有機化合物では原子と原子の間に電子対（結合電子対）が存在し，原子同士の結合を司っている。この結合様式は共有結合といわれるもので，両方の原子の間には結合電子対が存在している。この時，この電子対は両方の原子から引き寄せられているが，その力は元素ごとに異なる。この力は電気陰性度として知られているもので，その値が大きいほど電子を求引する能力が高い。ポーリングがまとめた電気陰性度は，水素：2.1，炭素：2.5，窒素：3.0，酸素：3.5となっていて，この値が大きいほど電子を引き付ける能力が高い。したがって，炭素－酸素の結合では，結合電子対は電気陰性度が高い酸素の方に偏っていると理解できる。同様に，炭素－窒素間の結合電子対も窒素の方に偏るであろう。一方，炭素と水素の電気陰性度は比較的近い値をとっているので炭素－水素結合では結合電子対はほぼその中間に存在することが想像できる。このような電子の偏りが，分子全体で大きいとその分子は極性が高く，逆に偏りが小さいと極性が低いということになる。

　極性分子は一般に，極性の溶媒への溶解性が高く，非極性の溶媒への

溶解性が低い。逆に，非極性の分子は非極性の溶媒への溶解性が高く，極性の溶媒に対する溶解性が低い。「似た者同士はよく溶ける」といわれるゆえんである。

　水分子では，水素－酸素間の結合電子対が酸素側に偏り，また水素－酸素－水素の結合角は109.5度であるので極性分子に分類される。したがって，極性の高い物質は親水性となり，極性の低い分子は疎水性となる。元素の電気陰性度を考慮すると，炭素と水素だけで構成される分子は疎水性が高く，酸素，窒素が含まれると親水性が高くなるといえる。

　疎水性の指標として分配係数Pがある。これは，ある物質Xが疎水性有機溶媒と水との二相に溶解したときの平衡溶解濃度比で，

　　P＝（有機溶媒相のXの濃度）／（水相のXの濃度）

の式で与えられる。通常は，有機溶媒として1-オクタノール〔$CH_3(CH_2)_7OH$〕が用いられる。

　いくつかの有機化合物の分配係数を表3-1に示した。アセトアミド（図3-1(A)）には，カルボニル基とアミノ基が存在するので親水性と考えられるが，実際にも分配係数はかなり小さい。すなわち，1-オクタノー

表3-1　代表的化合物の分配係数

物質名	分配係数
アセトアミド	0.055
ヘキサン	10,000
1-ヘキサノール	107
ベンゼン	135
フェノール	30

（出所）　CRC Handbook of Chemistry and Physics, 100th Edition, CRC press（2019）より改変

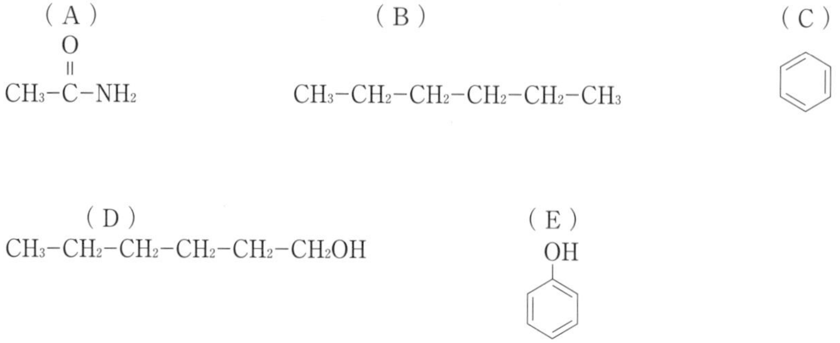

（A）

$$CH_3-\overset{\overset{\displaystyle O}{\|}}{C}-NH_2$$

（B）

$$CH_3-CH_2-CH_2-CH_2-CH_2-CH_3$$

（C）

（D）
$$CH_3-CH_2-CH_2-CH_2-CH_2-CH_2OH$$

（E）
OH

図3-1　アセトアミド（**A**），ヘキサン（**B**），ベンゼン（**C**），1-ヘキサノール（**D**），フェノール（**E**）の構造式

ル相の平衡濃度は水相の5.5％で，ほとんどが水相に溶解していることが理解できる。一方，ヘキサン，ベンゼン（図3-1(B)，(C)）は炭素と水素だけで構成されるので疎水性が高いと推測される通り，分配係数も大きな値を示している。たとえばヘキサンでは，1-オクタノール相での平衡濃度は水相での濃度の1万倍となる。炭素－水素結合間に酸素原子を挿入するのを水酸化，あるいはヒドロキシ化という。ヘキサン，ベンゼンの炭素原子を水酸化すると，それぞれ1-ヘキサノール，フェノール（図3-1(D)，(E)）となるが，これらの分配係数は減少していて，水溶性が上昇していることが理解できる。

3. 生体異物の腸管での吸収と排出

　食事として取り込まれた生体異物は主として小腸で吸収される。小腸上皮では細胞が単層に配置しており，生体異物はここを通過してから毛細血管へ移行する。細胞は，リン脂質で構成される細胞膜で囲まれている。リン脂質はリン酸基に起因する親水基と脂肪酸からの疎水基とを有していて（図3-2(A)），脂質二重層といわれる二重の層状構造をとることで細胞膜が形成される（図3-2(B)）。つまり，細胞膜は外部に親水性

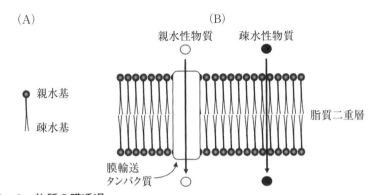

図3-2　物質の膜透過

(A)リン脂質の構造，(B)脂質二重層の物質透過

の，内部に疎水性の領域をもった構造となっている。親水性物質はこの疎水性の層に溶解しないので，そのままでは細胞膜を通過できない。そのために，それぞれに対応した膜輸送タンパク質を必要としている。膜輸送タンパク質は，細胞膜を貫通したタンパク質で，親水性物質はその内部を経由して輸送される。たとえば，栄養素であるグルコースやアミノ酸では，このような膜輸送タンパク質を介して吸収される。これとは対照的に，疎水性の物質は細胞膜の疎水性部分に溶解するので比較的容易に通過することができる（図3-2）。

　生体異物の小腸上皮細胞への取り込みと移動を以下に記そう（図3-3）。一般に，生体異物は疎水性が高い弱酸や弱塩基であり，濃度勾配に従って細胞膜を通過していく(a)。生体異物の濃度は管腔側（小腸内部）の方が上皮細胞内よりも高いため，単純拡散で上皮細胞内に移行する。一方，小腸上皮細胞に取り込まれた生体異物を管腔側へ戻す機構も存在している。この輸送にはトランスポーターといわれる膜貫通型のタンパク質が機能している(b)。よく知られているトランスポーターに，リン酸

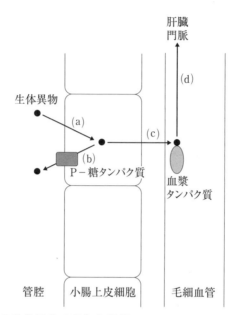

図3-3　小腸での生体異物の吸収と移行

化された糖タンパク質，P-糖タンパク質がある。物質濃度の低い細胞
内から濃度の高い管腔内に物質を移動させるためには何らかのエネル
ギーを供給する必要があるが，このタンパク質ではATPを加水分解し
たときに生じるエネルギーを用いている。

　小腸上皮細胞に取り込まれた生体異物は，管腔の反対側（基底膜側）
に輸送されると毛細血管内へ移行する(c)。血液中での生体異物は，アル
ブミンやa_1-酸性糖タンパク質などの血漿タンパク質と結合する。こ
の毛細血管内の血液は門脈を経由して肝臓へ流れるので，生体異物もこ
の血流に乗り肝臓へ運ばれる(d)。また，小腸での吸収から肝臓に至る経
路で，生体異物は次節で述べる代謝を受ける。その後，肝臓から胆管を

経て胆汁へ排泄されるか，あるいは肝臓から循環血に乗り腎臓から尿中
へ排泄され，体内から除去される。

4. 代謝

　生体異物は吸収された後，化学構造を変化させる。これは，薬物代謝
ともいわれるもので，化学物質の毒性を変化させる。薬物代謝は体の中
のほとんどの組織で行われるが，主として小腸や肝臓で進行する。
　薬物代謝は複数の化学反応からなっていて，その変換過程は大きく二
段階に分けられる。最初の過程は第 I 相反応（Phase I）といわれ，酸化，
還元，加水分解により，水酸基，アミノ基などの官能基を導入あるいは
表出させる。次の過程は第 II 相反応（Phase II）といわれており，第 I
相反応で生じた官能基を標的として，水溶性分子を結合させるものであ
る。この反応は抱合反応ともいわれている。多くの酵素がこれらの反応
に関わっていて，それらは薬物代謝酵素と総称される。

4.1　第 I 相反応

　第 I 相反応としてシトクロム P450（単に P450 あるいは CYP（シップ）
と呼ばれる）が触媒する酸化反応を取り上げよう。このタンパク質はヘ
ムを含んでいて，一酸化炭素が結合すると波長 450nm の光を吸収する
ことからこの名前がつけられている。本章では CYP の略称を使用しよ
う。一般に，このタンパク質が触媒する反応は，基質分子を R として，
　　$R + O_2 + NADPH + H^+ \rightarrow R(O) + NADP^+ + H_2O$
と示される。ここで，R(O)は基質分子に酸素原子が 1 個だけ挿入され
た物質を示している。大気中の酸素分子は三重項という反応性が低い状
態にあるが，CYP の存在下で NADPH による還元で活性化され，酵素
反応が進行する。この反応で CYP は基質分子に酸素原子 1 個を挿入す

48

るモノオキシゲナーゼとして機能する。つまり，酸素分子の一方の原子が基質に導入されるとともに，もう一方の原子は水分子の生成に用いられる。なお，酸素原子がC−H結合間に挿入された場合には，水酸基が形成される（図3-4(A)）。またC−Cの二重結合間に挿入されると，三員環エーテルのエポキシドが生成する（図3-4(B)）。エポキシドは反応性の高い物質で，エポキシドヒドロラーゼの存在で水分子を付加し，隣り合う炭素原子にヒドロキシ基が結合したグリコールを与える（図3-4(C)）。

　ヒトには50種類以上のCYPの存在が知られている。これらは，タンパク質のアミノ酸配列の類似性により，たとえばCYP1A2のようにアラビア数字とアルファベットの組み合わせで区別される。本章では第Ⅰ相反応での酸化反応を触媒するCYPを紹介するが，この酵素は脂肪酸の代謝，ステロイドホルモンの生合成をはじめとした多くの生体物質の合成反応にも関与している。生体物質の合成に関わるCYPの基質特異性が高いのに対し，生体異物の代謝に関わるCYPの基質特異性は低いという特徴がある。

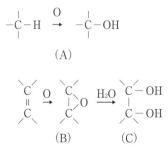

図3-4　第Ⅰ相反応

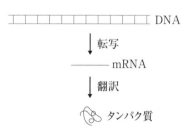

図3-5　DNAの遺伝情報に基づくタンパク質の合成

　生体異物の代謝に関わる酵素は生体異物の曝露で増加することが知られている。このような現象は誘導といわれていて，生体異物の侵入という情報が引き金となり，DNAの遺伝情報を基にしたmRNAの合成，さらにこれに基づく酵素タンパク質の合成という過程で生じる（図3-5）。DNAからmRNAの合成を転写，mRNAからタンパク質の合成を翻訳というが，生体異物の代謝酵素は転写での制御を受けている場合が一般的である。この酵素の誘導は，化学物質の曝露後に解毒システムを作動させるという点では効率的であるが，食品成分による医薬品の薬理効果を変化させる一因ともなる。つまり，薬物代謝に関与しているCYPの反応では，基質特異性が低いため，誘導の原因となった物質とは異なる物質が代謝される場合があるということである。

4.2　第Ⅱ相反応

　第Ⅱ相反応では，基質分子に水溶性の高い分子の部分構造を付加して溶解性を上げるものである。導入される分子により糖抱合（主にグルクロン酸），硫酸抱合，グルタチオン抱合などが知られている。

(1)　グルクロン酸

　グルクロン酸はグルコースの6位に存在する第一級ヒドロキシ基がカルボキシ基に酸化された分子である（図3-6）。水酸基とカルボキシ基をもち，水溶性が高い。グルクロニル基の転移は，ウリジン二リン酸－グルクロン酸（UDP－グルクロン酸）との反応で生じる。UDP－グルクロン酸は活性化されており，グルクロニル基の転移が容易になっている。基質分子のもつヒドロキシ基，カルボキシ基，アミノ基などが攻撃部位となっており，反応にはUDP－グルクロノシルトランスフェラーゼを触媒としている。フェノールとの反応（図3-6）ではエーテル型

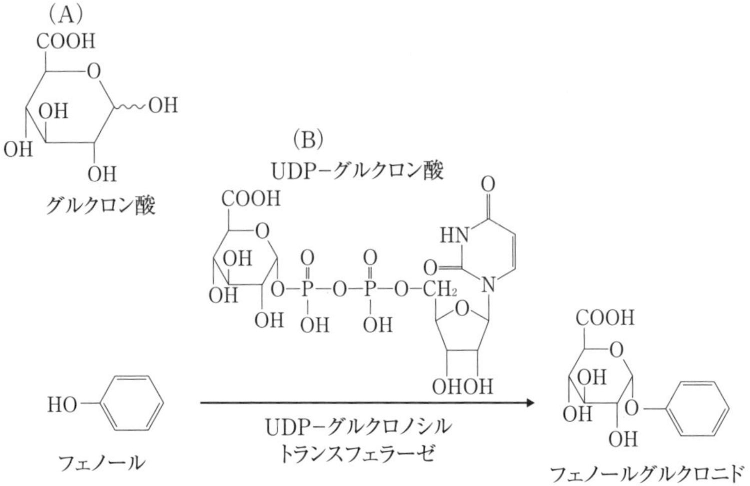

50

図3−6 グルクロン酸抱合
(A)グルクロン酸，(B)フェノールのグルクロン酸抱合物の形成
（出所）　小城勝相・一色賢司『食安全性学』（放送大学教育振興会，2014年）を一
　　　　部改変

のフェノールグルクロニドが生成する。

(2) 硫酸

　硫酸基の転移は3'−ホスホアデノシン−5'−ホスホ硫酸（PAPS；3'
−phosphoadenosine 5'−phosphosulfate）から生じる。PAPSは，硫酸
イオンにATP3分子のエネルギーを用いて生成されたもので活性硫酸
とも呼ばれ，硫酸基の供与体となる。図3−7に示したように，1−ナフ
トールへの硫酸基の転移反応からは1−ナフトールの硫酸エステルが生
じる。反応にはホスホトランスフェラーゼが必要となっている。

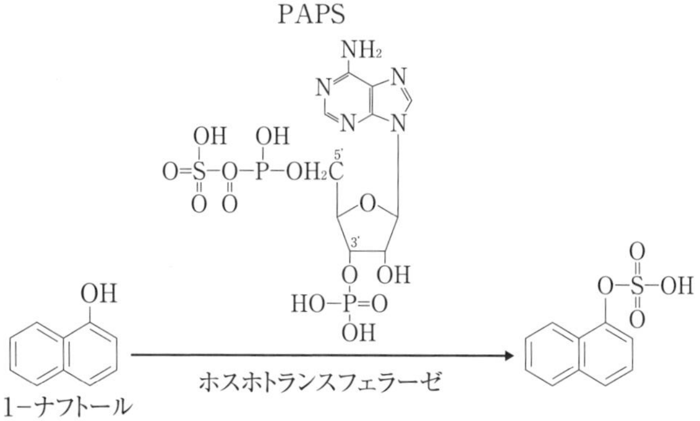

図3−7　硫酸抱合反応
（出所）　小城勝相・一色賢司『食安全性学』（放送大学教育振興会，2014年）を一
　　　　部改変

(3) グルタチオン

　グルタチオンはグルタミン酸，システイン，グリシンからなるペプチ
ドで，チオール基（SH基）の存在を明示するためGSHと略記される。
タンパク質では，α−位のカルボキシ基がペプチド結合に供されるが，
GSHではグルタミン酸のγ−位のカルボキシル基が用いられている。
GSHには，カルボキシ基，アミノ基，カルボニル基などの極性の官能
基が存在しており，親水性が高くなっている。

　グルタチオン抱合ではチオール基が反応の中心となる。エポキシドと
の反応を図3−8に示したが，三員環が開裂してチオール基と結合を形
成する。反応にはグルタチオン−S−トランスフェラーゼによって触媒
される。

4.3　酸化反応による毒性発現

　CYPは化学物質に酸素原子を添加することで主として化学物質の毒

(A)

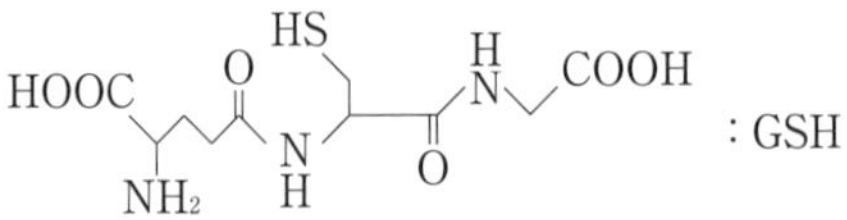

: GSH

(B)

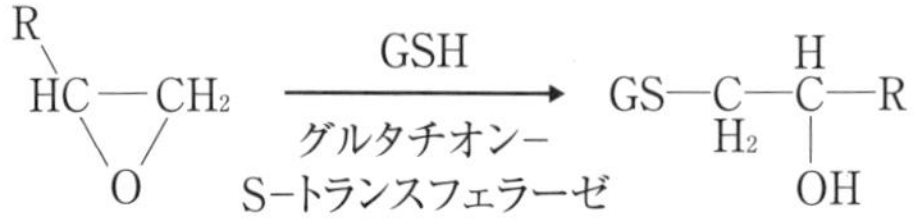

図3−8　グルタチオン抱合
(A)グルタチオン，(B)エポキシドのグルタチオン抱合物の形成
（出所）　小城勝相・一色賢司『食安全性学』（放送大学教育振興会，2014年）を一
　　　　部改変

性の軽減を行っているが，この反応が逆に毒性を発現する場合がある。
アフラトキシンはカビが産生する毒素で，いくつかの類縁体が知られて
いる。この中のアフラトキシン B_1（AFB_1）は摂取後に複数の CYP によ
り酸素添加が行われる（図3-9）。AFB_1 には CYP の攻撃部位が複数
存在するが，たとえば，CYP1A2 が作用すると 3−ヒドロキシ AFB_1 が
生成する。一方，CYP3A4 が触媒すると，五員環の二重結合（8位と9
位間）がエポキシ化された AFB_1−8, 9−エポキシドとなる。このエポ
キシドはグルタチオンとの抱合物を形成すると体外に排泄される。一方，
AFB_1−8, 9−エポキシドは，タンパク質と結合すると細胞毒性を示し，
DNA と結合すると発がん性を示すようになる。

　同様の CYP による生体異物の活性化はベンゾ［a］ピレンなどでも
知られており，ここでもエポキシ化とそれに続く DNA 付加体の形成で
がん化が生じると考えられている。

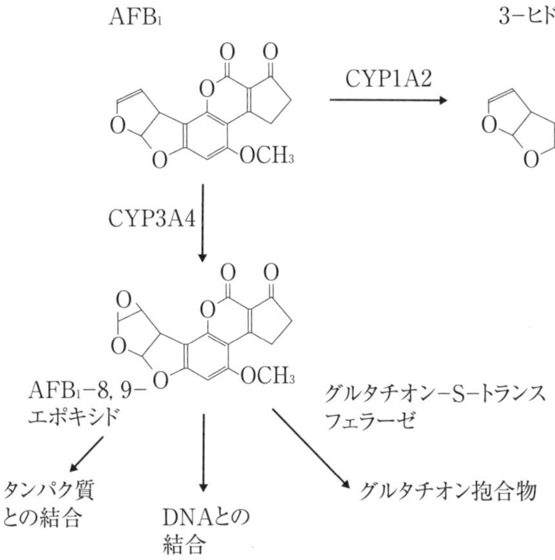

図3－9　アフラトキシン B₁ の代謝
（出所）　日本毒性学会教育委員会編『トキシコロジー〔第3版〕』（朝倉書店, 2018年）
　　　　を一部改変

4.4　食品成分と医薬品との相互作用

　食品成分の中には CYP の発現，あるいは酵素活性の調節を通して医薬品の薬理効果に影響を与えるものがある。鎮痛剤のフェナセチン（現在では使用が控えられている）の血中濃度は炭焼きステーキを摂食した場合に低下することが知られている。これは，炭焼きステーキに含まれる多環芳香族炭化水素がフェナセチンの酸化を行う CYP1A2 の発現を促し，その結果フェナセチンの薬物代謝が亢進したためと解釈される。

　グレープフルーツは，高血圧治療薬のカルシウム拮抗薬との併用で薬効が強く出て血圧の低下を招くことが知られている。これはグレープフ

ルーツに含まれるフラノクマリン類（ベルガモチンなど）がカルシウム
拮抗薬の酸化を行うCYP3A4の活性を阻害することが原因となってい
る。すなわち，通常の服薬と比べて，カルシウム拮抗薬の分解される割
合が減少するため，薬効が強く現れる。グレープフルーツそのものに，
血圧降下の効能があるということではない。

5. 排泄

　肝臓で代謝された生体異物の体外への排出は二系統存在する。ひとつ
は，胆汁への移行で，十二指腸に排泄される。主に，分子量が350〜
700程度の物質は胆汁を経て排泄される。

　一方，十二指腸に排出された抱合体は，腸内での分解，あるいは分解
と還元を受け，腸管で吸収されて肝臓に戻ることがある。この過程は，
腸肝循環といわれているもので，生体異物の排泄効率を低下させる。

　もう一方の排出は，尿としての排泄である（図3-10）。生体異物の
代謝物は肝臓から血中に移行すると，循環血を経て腎臓に到達する。腎
臓では,血液は輸入細動脈から糸球体を経て輸出細動脈へと流れていく。
糸球体は毛細血管が集まったもので，ボーマン嚢といわれる袋状の構造
物に包まれている。血液が糸球体を通過する過程で低分子量の化合物が
糸球体で濾過されて原尿となる。原尿に含まれる，水，グルコースなど
の糖，アミノ酸，ナトリウム，カリウムなどは近位尿細管で再吸収され
て体内へと戻っていく。この過程には，それぞれの輸送タンパク質が働
いているが，生体異物の代謝物には相当する輸送体が存在しないので尿
に含まれて排泄される。

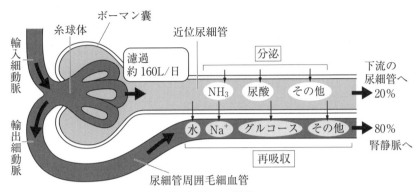

図 3−10　腎臓における生体異物代謝物の排泄
引用：坂井建雄・岡田隆夫『系統看護学講座　解剖生理学〔第 9 版〕』（医学書院，
　　　2014 年）p224
（出所）坂井建雄・岡田隆夫『人体の構造と機能』（放送大学教育振興会，2018 年）
腎臓の糸球体では 1 日当たり 160L ほどの原尿が生成される。原尿に含まれる，
水，グルコースなどの糖，アミノ酸，ナトリウム，カリウムなどは近位尿細
管で再吸収されて体内へと戻っていく。一方，周囲の毛細血管から分泌され
る成分もあり，アンモニア，尿酸などはこの過程で尿に含まれる。近位尿細
管では，水と電解質の約 80％が血液に再吸収される。

参考文献

1. 日本毒性学会教育委員会編『トキシコロジー〔第 3 版〕』（朝倉書店，2018 年）
2. Curtis D. Klaassen (ed.), Casarett & Doull's Toxicology: The Basic Science of
　Poisons, McGraw-Hill Education (9th Ed.) 2018.

学習課題

　1　ビタミンを化学構造を基にして，水溶性か脂溶性かを推定してみ
　　ましょう。

2 食品成分と医薬品との相互作用は，本章で示したものの他にいく
つかの機構があります。これらについて調べてみましょう。

4 | 化学物質の代謝と健康障害Ⅱ
―無機化合物―

香山不二雄

《**目標&ポイント**》 金属は，反応性の高い元素である。鉄，亜鉛，セレンなどは必須元素として種々の生理反応に関わっている。また，鉛，カドミウムは有毒で，食品を介して摂取し，健康障害を起こす。以上5種類の金属の生体への影響について学ぶ。
《**キーワード**》 必須金属，腸肝循環，メタロチオネイン，耐容摂取量，活性中心，グルクロン酸抱合

1. はじめに

　有毒物質に分類される化学物質は，微量で生体に大きな影響を与える物質である。金属イオンは，他のイオン化した元素に比べて化学的に活性が強い。生命誕生の時から，化学反応性の強い金属イオンを，生命現象の根幹となる酵素の活性中心に配して，生命維持に不可欠な反応を担わせている。たとえば，必須元素の鉄（Fe；iron）は赤血球内の血色素（ヘモグロビン）に存在し，酸素を運び，セレン（Se；selenium）は，グルタチオンペルオキシダーゼ（glutathione peroxidase）に存在し，酸化ストレスにより発生する過酸化水素などの活性酸素を処理する重要な役を担っている。しかし，生体にとって有害な元素およびその元素の化学型が多く存在する。原子価が同じ元素，同じ族の元素は似た化学的特性をもつが，それぞれ固有な毒性を示す。また，その解毒作用や貯蔵

（隔離）を司るタンパク質としてメタロチオネイン，フェリチンなどを含めて，鉄，鉛，カドミウム，亜鉛，セレンを例として挙げて説明する。

2. 鉄

鉄の最も重要な生理的働きとして，赤血球に存在する血色素（ヘモグロビン）の骨格となっている。ヘモグロビンの活性中心に存在する二価の鉄イオンは酸素との親和性が高く，全身に酸素を運搬している。また，筋肉内にミオグロビン，ミトコンドリアのシトクロム酵素，DNA合成に関わるリボヌクレオチドレダクターゼ等の酵素の活性中心に存在して，生命現象に不可欠な元素である（図4-1）。

体内の鉄の60～70%は赤血球中にヘモグロビンを形成する鉄として存在し，25%は肝細胞や肝臓，脾臓の網内系マクロファージに貯蔵鉄（フェリチンやフェリチンの集合体であるヘモシデリン）として，そして4%は筋肉内にミオグロビンとして存在する。末梢血中（血清中）では鉄運搬タンパク質であるトランスフェリンと結合した形態で鉄は存在する，さらに微量の鉄がフェリチン（血清フェリチン）として存在する。血清フェリチン値は貯蔵鉄量とよく相関する。たとえば，血清フェリチン値の1ng/mLの上昇は，貯蔵鉄量の8～10mgの増加を反映する。したがって，貯蔵鉄量の指標には血清フェリチン値を用いる。体重が60kgの成人男性では，体内に約4,000mgの鉄を有しており，そのうち2,700mgがヘモグロビンに組み込まれて赤血球に，1,000mgが貯蔵鉄として肝臓細胞や網内系マクロファージに存在する。これに対し，末梢血（血漿）に存在する鉄は3～4mgにすぎない。

正常な赤血球の寿命は約120日である。すなわち，赤血球が肝臓や脾臓の網内系を通過する際，それらのうち老化した赤血球はマクロファージに捕捉・貪食される。網内系マクロファージは，老化した赤血球を貪

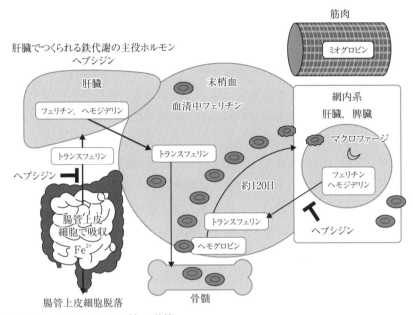

図 4−1　ヒトにおける鉄の動態

食することにより，細胞内にヘモグロビンに組み込まれた鉄を取り込む。
すなわち，捕捉・貪食された老化赤血球のヘモグロビンから鉄が引き離
され，引き離された鉄はマクロファージ内にフェリチンと結合した状態
で貯蔵される。このように，網内系マクロファージへの鉄の取り込みは，
寿命を終えた老化赤血球の捕捉・貪食を介して行われる。

　栄養の面から考えると，鉄の吸収率は，ヘム鉄と非ヘム鉄で大きく異
なる。ヘム鉄は血色素（ヘモグロビン）や筋肉に存在するミオグロビン
であり，吸収率は 10 〜 20% である。非ヘム鉄は三価の鉄イオンで，野
菜，海藻に多く，吸収率は，1 〜 6% と低い（鉄欠乏貧血時の鉄補充は
肉類の方が有効である）。三価の鉄イオンは，胃酸やビタミン C などの

還元剤により二価の鉄イオンとなり容易に吸収される（野菜中の鉄も調理により吸収されやすくなる）。鉄は，二価の鉄イオンとして DMT1（Divalent Metal Transporter 1）から吸収される。DMT1 は，鉄以外に，亜鉛，マンガン，銅，コバルトなどの二価の陽イオンの移送と関連があると考えられ，鉄欠乏があると，カドミウムなどの吸収率が増加する可能性がある。ヘム鉄は heme carrier protein 1（HCP1）により腸管内から取り込まれ腸上皮細胞内でヘムオキゲナーゼにより二価鉄となる。

　鉄はフェリチンと結合した状態で貯蔵される。鉄欠乏がない状態では，取り込まれた鉄は腸管上皮の離脱および更新のサイクルにより上皮細胞とともに便中に排泄される。これに対して，生体で鉄が欠乏している場合には，肝臓でのヘプシジンの産生が低下して，腸上皮細胞に貯蔵された鉄の一部がフェロポーチンを介して血中のトランスフェリンと結合し，肝細胞や網系のマクロファージへ運ばれる。トランスフェリンに結合した鉄は肝細胞膜にあるトランスフェリン受容体に結合してエンドサイトーシスで細胞内に取り込まれる。エンドゾーム内の鉄は，ヘモグロビンやミオグロビン，鉄含有酵素の合成に利用される。肝細胞に取り込まれた鉄は細胞内にフェリチンとして貯蔵され，鉄が欠乏した際に末梢血に供給される。鉄が十分にある場合は，肝臓でのヘプシジンの産生が高まり，ヘプシジンはフェロポーティンと複合体を作り，細胞内に取り込まれ分解されて，鉄の放出を抑制する（図4-2）。

　このように巧妙に調節されている鉄代謝バランスであるが，月経による失血とヘム鉄の不十分な摂取により，貧血になる事例は多い。また，①腎不全，過剰な輸血や鉄剤投与により起こる鉄過剰状態，②持続性の炎症が存在する場合，③エリスロポエチン欠乏などにより骨髄機能が低下している場合にも，肝臓でのヘプシジン産生が亢進する。いずれの場合にも，末梢血への貯蔵鉄の供給が低下する。したがって，この状態で

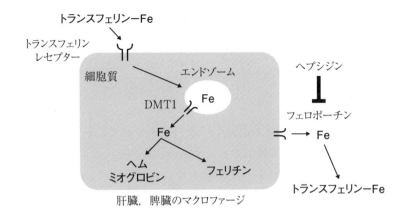

図4-2　細胞レベルの鉄代謝の制御
太字：鉄を含む分子

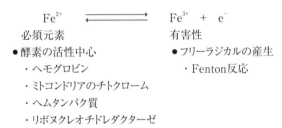

図4-3　鉄イオンの二面性

　鉄剤を投与すると，貯蔵鉄が増加して，過剰な鉄による障害が発生する
おそれがある。
　利用されない鉄はフェリチンやヘモシデリンとして貯蔵され隔離され
るが，顕著な病態が，肝臓，脾臓，皮膚に貯蔵鉄が沈着する血鉄症（ヘ
モシデローシス）やヘモクロマトーシスを起こす。さらに過剰になれば，
遊離した鉄イオンとなり，Fenton 反応を介してヒドロキシラジカルな

どの活性酸素を産生し，肝臓や膵臓，心筋に炎症反応を起こし，肝炎，肝硬変，肝臓がん，糖尿病，膵臓がん，心筋炎を起こす（図4-3）。

3. 鉛

(1) 鉛の用途

鉛は，人類が数千年前から利用してきた金属である。ローマ帝国では，水道管や食器などとして使用され，活版印刷の印字，江戸時代から明治時代の白粉（おしろい）としての利用や，米国での白い家庭用ペンキ，ハンダ，鉛蓄電池，内燃機関のノッキング予防のためにガソリンに添加されたアルキル鉛化合物の使用などで，職業曝露，大気環境からの曝露が起こり，多くの鉛中毒による疾病を起こした。

(2) 鉛の体内動態

大気汚染やハンダ作業などで，気中に存在する0.5μm以下の鉛の粒子は肺の中まで到達し，90%以上が血中に吸収される。欧米では，過去に鉛を含有したペンキが使用されたため，室内粉塵からの吸入曝露が高く，ハウスダスト中鉛曝露がいまだに問題となっている。一方，消化管からの吸収は，成人では，14%程度であるが，小児では吸収率が高く，2歳までの乳幼児では食物からの鉛吸収率は42%と，大人の3倍の吸収率である。吸収された鉛は，速やかに血中に移行し，96%は赤血球内に存在する。その後，軟部組織，骨組織に分布する。血液，軟部組織，骨組織の半減期は，それぞれ36日，40日，27年とされている。骨組織中の鉛含量は，全身の90%以上を占め，その後の骨代謝の活発な時期，すなわち妊娠期や更年期などに骨組織中の鉛の動員が多くなり，蓄積されている鉛が多ければ，何らかの健康影響を引き起こす可能性がある。しかし，妊娠期や更年期の健康障害の確定的な報告はまだない。

(3) 鉛中毒による貧血

　貧血は鉛曝露により起こる健康影響で代表的なものである。血中鉛濃度が成人で $50\mu g/dL$，小児で $20\mu g/dL$ で影響が出始める閾値と考えられている。ヘモグロビンを構成するのは鉄イオンとそれを囲むヘムとによるが，そのヘムの合成に関与する酵素（デルタ－アミノレブリン酸脱水素酵素，コプロポルフィリノーゲン酸化酵素，フェロキラターゼ）の阻害を起こす。鉛によるヘム合成阻害によるヘモグロビン濃度の低下が，鉛中毒による貧血の病態のメカニズムである（図4-4）。

(4) 鉛による神経障害

　神経系への影響には，末梢神経障害と中枢神経障害がある。末梢神経障害では，橈骨神経が最初に症状が出るので，前腕の伸筋の麻痺が起こる。すなわち，手首が上がらない垂手となる。中枢神経障害では，小児の血中鉛濃度が $10\mu g/dL$ から $20\mu g/dL$ に上昇すると IQ が2ポイント低下すると報告されている。これは全集団の平均値が2ポイント下がるので，重大である。鉛の中枢神経での影響は，脳の毛細血管の透過性が上昇し，カルシウム代謝がかく乱され，細胞内シグナル伝達のかく乱も神経毒性に関与していると考えられている。

(5) 途上国で続く鉛曝露

　中近東で使用されているアイシャドウはスルマ（surma），コール（kohl）と呼ばれ，宗教的な意味もあり，小児や女性が使用している。主成分が硫化鉛の細粒であり，小児が経口摂取することにより中枢神経の発達に影響を与えることが危惧されている。

　また，ガソリンへのアンチノック剤として添加されていたアルキル鉛が都市部の環境汚染を起こしており，10年前に基準が厳しくなっても，

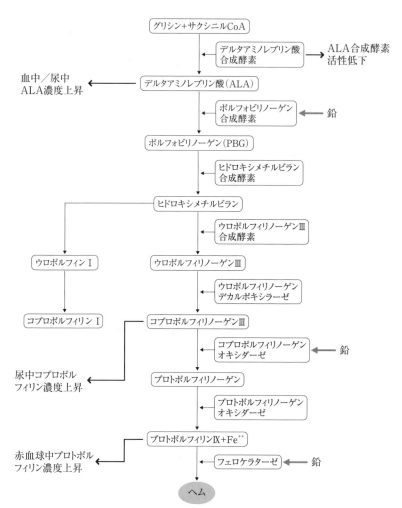

図4-4 鉛によるヘム合成酵素の阻害と生体反応指標物質

まだ鉛曝露が高く，小児の血中鉛濃度の平均値が 10μg/dL である。特に小児では，ハウスダストからの曝露が高く，鉛曝露低減対策が喫緊の課題である。

4. 重金属の解毒に関わるメタロチオネイン

　メタロチオネインは，分子量 6,000 〜 7,000 の低分子タンパク質であり，哺乳類ではアミノ酸残基約 70 で構成される金属結合タンパク質である。その3分の1がシステイン残基で構成され，システインのチオール基（SH 基）と1分子内に 7 〜 12 の金属イオンの亜鉛，銅，カドミウム，鉛，銀，水銀およびビスマスに結合する。メタロチオネインは4種類あり，メタロチオネインⅠおよびⅡはほとんどの臓器に発現しており，メタロチオネインⅢは脳に，Ⅳは小腸上皮細胞に発現している。メタロチオネイン濃度が高いのは，腎臓，肝臓，小腸および膵臓であり，重金属の解毒，微量必須元素の代謝に関与している。また，メタロチオネインは，副腎皮質ホルモン，インターロイキン 6，過酸化水素などで誘導され，酸化的ストレス反応に関与していると考えられている。メタロチオネインは，微量必須元素の恒常性の維持や，有毒な金属の解毒を行い，さらに，ラジカルやアルキル化剤の解毒に関与している。

　これまでの研究で，亜鉛やビスマスを前投与してメタロチオネインを誘導しておくと，金属や活性酸素による毒性が軽減できることが示されてきた。たとえば，腎毒性が強い抗がん剤シスプラチンの副作用を，亜鉛やビスマスの前投与で予防できることが知られている（図 4−5）。

66

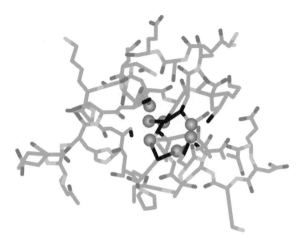

● 金属イオン ━ システイン残基のチオール基

図4−5　メタロチオネインの立体構造
（出所）　分子予防環境医学会編『分子予防環境医学—生命科学研究の予防・環境医
　　　　学への統合』（本の泉社，2013 年）より引用

5.　カドミウムの毒性

　カドミウムは土壌中，水中，大気中の自然界に広く分布している。こ
のため，ほとんどの食品中に環境由来のカドミウムが多少なりとも含ま
れる。カドミウムは，亜鉛鉱石中に亜鉛の 200 分の 1 程度の濃度で含ま
れている。通常，亜鉛抽出工程の副産物として生産されてきた。1920
年代以降，カドミウム電気メッキの発展に伴って商業生産の重要性が高
まり，急速に生産量が増大した。カドミウムの主な用途は，ポリ塩化ビ
ニル（PVC）の安定剤，プラスチック・ガラス製品の着色料，ニッケル・
カドミウム蓄電池の電極材料，様々な合金の成分となっている。

　経気道的に吸入されたカドミウムの吸収率は 10 〜 60% 程度である。

　腸管からの吸収率は 1 〜 7％ と報告されているが，若年者で高いが，加齢とともに吸収率は低下し，出納バランスは負となり，蓄積したカドミウムの排泄が増える傾向になる。これは，肝臓から胆汁中に排泄されたカドミウムが便となって排泄される量が増えるからである。カドミウムは便に含まれて体外に排泄されるが，一部は腸管では再度吸収され肝臓に取り込まれ，再度メタロチオネインと結合する。この現象を腸肝循環という。カドミウムの吸収率は，腸管内の環境に左右される。すなわち，腸管でのカルシウム，亜鉛，銅，食物繊維の存在で低下する。

　カドミウムの解毒機構で重要なのは肝臓および腎臓で合成されるシステインに富む低分子タンパク質，メタロチオネインである。カドミウムを経口的に摂取すると，腸管で吸収されると血漿中ではアルブミンと結合し，門脈から肝臓に入り，80％は肝細胞でメタロチオネインのシステイン残基の SH 基にカドミウム元素が結合し無毒化し，20％程度が遊離のカドミウムとして存在する。その後，カドミウムの分布は徐々に腎臓に移り，腎尿細管細胞に蓄積される。メタロチオネイン結合カドミウムは，リソソームで分解され，遊離のカドミウムイオンとなり，腎臓尿細管上皮細胞に障害を与えると同時に，メタロチオネインが誘導され，カドミウム結合メタロチオネインとして存在している（図 4−6）。

　以上のように，カドミウムは，メタロチオネインと結合して解毒機能を果たすが，蓄積量が多くなければ，細胞の新陳代謝でのアポトーシスする時に遊離のカドミウムとして放出されるので，尿細管細胞障害は逃れることができない。カドミウムの細胞障害性は，高濃度短期間曝露ではネクローシス（壊死）が，低濃度長期曝露ではアポトーシス（枯死）が，主体となっていると考えられる。前者では，肝障害が起こり，後者では慢性腎機能障害を誘導し，尿細管上皮細胞のアポトーシスが観察される。カドミウムによる腎障害は，初期には近位尿細管細胞に現れ，初期には

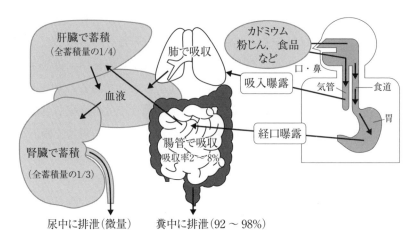

図4-6　ヒトにおけるカドミウムの動態　長期低濃度曝露におけるモデル

障害は見られないが，腎機能障害が進んでくると，糸球体にも影響が現れ腎不全となる（図4-7）。

　イタイイタイ病は，岐阜県神岡亜鉛鉱山の排水および汚泥による富山県神通川流域の水系汚染および農地土壌汚染により，カドミウムを経口摂取した地域の農家女性に起こった公害病である。イタイイタイ病の特徴は，高度の骨粗しょう症，骨軟化症，低分子タンパク尿から腎不全となり，腎性貧血が見られた。カドミウムの毒性により腎尿細管細胞の障害によりカルシウム，燐の再吸収障害となり，腎尿細管細胞の生理的機能であるビタミンDの活性化障害のため骨粗しょう症を増悪させ，尿細管細胞からのエリスロポエチン産生が低下し造血能が低下して貧血となった。もちろん，第二次世界大戦前後の北陸の農家の低栄養状態，閉経後女性のホルモンバランスの変化から骨代謝は骨密度減少の傾向であるところを，カドミウムによる腎機能障害が骨病変を助長したことは疑いのないところである。

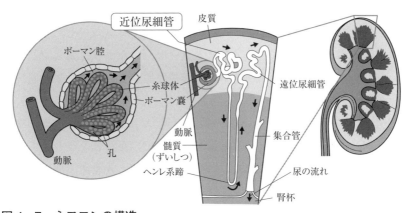

図4−7　ネフロンの構造
（出所）『メルクマニュアル医学百科』

　我が国では，火山で形成された土壌にカドミウムは多く，また鉱山残渣により土壌汚染の影響も加わり，農地のカドミウムが高い地域がある。現在，WHOでの基準では，カドミウムの暫定月間耐容摂取量を月25μg/kg体重，厚生労働省の基準値は7μg/kg体重／週と定めている。その基準からWHOが定めたコメ中のカドミウム濃度は，0.4mg/kgとなっている。コメ生産者はこの基準を超えないように水稲耕作方法を改善するとともに，コメの出荷前のスクリーニングを実施して，安全なコメを消費者に届けるように努力している。

6. 亜鉛

　亜鉛は，古代ギリシャ時代から銅との合金である黄銅（真鍮）として用いられてきた。亜鉛は，亜鉛メッキ鋼板として防食に用いられ，薄い鉄板に亜鉛メッキしたトタンは屋根材などとして広く使われてきた。また，乾電池の電極などにも広く使用されている。亜鉛は，人体の中で鉄

に次いで多い金属であり，必須元素である。亜鉛は，代謝調整作用を有する亜鉛含有酵素（DNA ポリメラーゼ，RNA ポリメラーゼ，アルコール脱水素酵素，カルボニックアンヒドラーゼ，アルカリフォスファターゼ）などの構造成分として，種々の生理機能に重要な役割を果たしている。

1961 年，プラサドがエジプトの地域で見つけた，低身長，第二次性徴の欠如，小睾丸，脱毛などの所見を，初めての亜鉛欠乏症として報告した。しかし，近年，我が国でも，亜鉛欠乏症は，非亜鉛添加の高カロリー輸液施行時，吸収障害に伴う経腸栄養施行時，亜鉛含有量の少ないミルクや経管栄養などで，報告された。亜鉛欠乏症になると，皮膚炎と味覚異常がよく知られている。慢性下痢，汎血球減少，免疫機能低下，低アルブミン血症，成長障害，性腺発達障害が報告されている。

亜鉛は，体内に約 2,000mg 存在する。主に，骨格筋，骨，皮膚，肝臓，脳，腎臓などに分布し，タンパク質と結合している。腸管からの吸収率は 30％程度といわれている。吸収の過程で，鉄や銅，カドミウムなどの二価の陽イオンと拮抗するので，吸収率は影響を受ける。亜鉛の排泄は，腸管粘膜の脱落，膵液の分泌に伴う内因性亜鉛の糞便中の排泄が主であり，尿中の排泄はほとんどない。亜鉛は，メタロチオネインタンパク質を誘導し結合するが，亜鉛プールというより，微量必須元素の機能調節に関わっていると考えられる。

7. セレン

セレンは，金属と非金属の中間的な性格をもつ類金属（メタロイド）に属する。周期律表では酸素，硫黄の下に位置するので，化学的性質は硫黄に似ている。セレンは，微量必須元素の一つであるが，欠乏量と中毒量の間の適正量の幅が非常に狭い元素である。セレンの吸収率は，セ

レノメチオニンやセレノシステインまたは無機の亜セレン酸で摂取した場合も，セレナイドという中間代謝体となりセレンタンパク質の中に取り込まれる。腸管からの吸収率は80％以上である。セレンは，生体内では，含硫アミノ酸のシステインやメチオニンの硫黄元素がセレンに置き換わったセレノシステインやセレノメチオニンとしてタンパク質の中に存在している。

　セレンの生理作用は，グルタチオンペルオキシダーゼなど20種類以上のセレン含有タンパク質が見つかっている。セレンはビタミンEと一緒に抗酸化物質として作用し，正常な細胞活動の副産物であるフリーラジカル，活性酸素による損傷から細胞を保護する。そのため，セレンが欠乏すると酸化ストレスが亢進して種々の疾病が起こる。

　セレン欠乏症はまれであるが，セレンの摂取量が非常に少ない中国では，主に小児や若い女性がかかる克山病（こくざんびょう）に関連して，セレン欠乏症が起こる。克山病は心臓に損傷を与え，不整脈，心肥大を特徴とする心筋症を引き起こす。亜セレン酸の補充で明らかな疾病罹患率の改善が見られたため，セレン欠乏症と考えられている。しかし，罹患率に季節性があるため，コクサッキーウイルスなど，他のウイルス感染の重複の可能性も考慮されている。

　セレンの過剰摂取は，悪心，吐き気，下痢，免疫抑制などを引き起こす。土壌にセレンの多い湖北省では，野菜，穀類中の含有量が高く，さらに，地域の露天掘りでとっている含有量の高い石炭を燃焼することによる室内大気汚染によるセレン吸入も高く，爪の変色変形，脱毛，神経症状が見られた。また，欧米諸国でのサプリメントからの過剰摂取により，嘔吐，吐き気，爪の変形，頭髪の脱毛などが，見られている。

72

8. 酸化ストレスに対するグルタチオンの役割

　細胞内での，主要な抗酸化成分はチオール（SH 基）であり，グルタチオンはチオールを有する生体物質の中では細胞内に最も豊富に存在する。グルタチオンは，細胞内で発生した活性酸素種や，過酸化物と反応してこれを還元し，消去する。過酸化物の消去は，グルタチオンペルオキシダーゼによって触媒され，活性酸素種はグルタチオンが直接反応する。いずれの反応においてもグルタチオンは相手を還元し，自らは酸化され，二量体化（GSSG；酸化型グルタチオン）に変化するが，これはさらに，グルタチオンレダクターゼが NADPH からの電子を GSSG に転移して，GSH（還元型グルタチオン）に再生される（図 4−8）。

　たとえば，過酸化水素が基質の場合の反応式は以下のようになる。

$$2GSH + H_2O_2 \longrightarrow GS-SG + 2H_2O$$
　　　　　　　　グルタチオンペルオキシダーゼ（セレン含有酵素）

GSH：グルタチオンの単量体，還元型

GS−SG：グルタチオンジスルフィド 酸化型，二量体グルタチオンは，還元されることによりサイクルが完成する。

$$GS-SG + NADPH + H^+ \longrightarrow 2GSH + NADP^+$$
　　　　　　　　グルタチオンレダクターゼ

補足：グルタチオン抱合

　グルタチオンのもう一つの重要な生理機能として，グルタチオン抱合がある。グルタチオン−S−トランスフェラーゼは，様々な毒物，薬物，トランスミッターなどをグルタチオン抱合して胆汁中に排泄する。グルタチオン抱合以外に，グルクロン酸抱合，硫酸抱合，アセチル抱合，アミノ酸抱合（グリシン抱合）があり，グルクロン酸抱合，硫酸抱合，ア

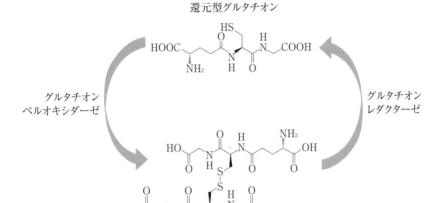

図 4－8　グルタチオン代謝系路
（出所）　分子予防環境医学会編『改訂版　分子予防環境医学―生命科学研究の予防・
　　　　環境医学への統合』（本の泉社，2010 年）

　セチル抱合は「－OH，－NH2，－COOH」などの基質と反応する抱合
反応である。それに対し，グルタチオン抱合はエポキシド，ハロゲン化
合物などの抱合に関与する（図 4－9）。
　これが脂溶性物質の排出経路であるが，腸内細菌の酵素によりグルタ
チオン抱合が切断され遊離体となると，再度腸管から吸収され肝臓に転
送される。このように，胆汁を介して腸管に排出され，腸管内で修飾を
受けて化学物質が再吸収される現象を腸肝循環と呼び，薬物代謝や重金
属，イソフラボンなどでも存在する現象である。

74

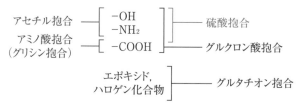

図4-9　種々の基質に対する解毒抱合反応
（出所）　分子予防環境医学会編『改訂版　分子予防環境医学—生命科学研究の予防・
　　　　環境医学への統合』（本の泉社，2010年）

9. まとめ

　金属は生命活動には不可欠な元素であり，イオン化した金属は活性の
高い元素である。金属含有酵素はたくさんあり，生命活動の不可欠な酸
素運搬（鉄:ヘモグロビン），核酸代謝（鉄:リボヌクレオチドレダクター
ゼ等），エネルギー産生（鉄：シトクロム），筋肉活動（鉄：ミオグロビ
ン），鉄代謝（フェリチン），フリーラジカル吸収や重金属の解毒（カド
ミウム，亜鉛:メタロチオネイン），活性酸素やフリーラジカルの抱合（セ
レン：グルタチオンペルオキシダーゼ）などに使われている。しかし，
金属類はその活性の高さのため，欠乏すれば生命活動に大きな支障が起
こり，過剰であれば重篤な障害を細胞に与える。人類は，古代文明の曙
から金属を使用してきて，環境への金属の放出負荷量は着実に増大し，
拡散して分布が増大する傾向にある。だが，環境への負荷量が増えれば，
環境から生体内に入ってくる金属の増大に最終的につながることが考え
られる。生体内の金属元素の過不足は，生命活動に大きな影響を与える
ことに留意しておく必要がある。

学習課題

1　サプリメントとして，鉄，亜鉛，セレンなどが販売されているが，それぞれの有害性を考慮し，成分，含量を調べ，適切な内服量または内服の必要性について考えてみましょう。

2　水俣病を起こしたメチル水銀や皮膚がんなどに関わるヒ素などの生体影響もまだ問題がある金属類ですので，調べてみましょう。

5 | 変異原・発がん物質，放射線

香山不二雄

《目標＆ポイント》　変異原性物質，発がん物質，放射線とを比較しながら，食品中の発がんに関わる機序とそのリスク管理に関して解説する。食品中に含まれるベンゾピレン，アフラトキシンなどの発がん機構についても学ぶ。
《キーワード》　イニシエーション，プロモーション，酸化的 DNA 損傷，アポトーシス

1. はじめに

　環境中には，自然界由来および人工の化学物質が多数存在し，ヒトの体内に取り込まれ種々の働きをしている。現在，人工の化学物質約 5 万以上が医薬品，食品添加物，農薬として利用されている。一方，自然由来および人工の化学物質の一部の物質は水および食品に微量に存在して，体内に入り，がん発生の要因の少なく見積もっても半分以上を占めていると考えられる。微量に存在する発がん物質や環境放射線の発がん寄与に関しては多くの議論のあるところである。食品中には，環境に存在する汚染物質や自然に動植物の中で生成する物質が変異原性や発がん性を示す物質がある。

2. 低用量域での発がんリスク

　発がん性の化学物質は実際にヒトでの発がんを起こす用量を示す知見はないのが一般的である。そのため，実験的にはラットやマウスを用い

て，最大耐量を含む高用量域での発がん性試験を用いて同定され，ヒトの発がんリスク評価に用いられている。発がんの用量－反応曲線はＳ字型を示すことが知られている（図5-1）。

しかし，発がん物質の高用量域での用量－反応曲線を直線的に外挿し，しかもその曲線は0に向かって引かれていて，閾値のない直線モデル

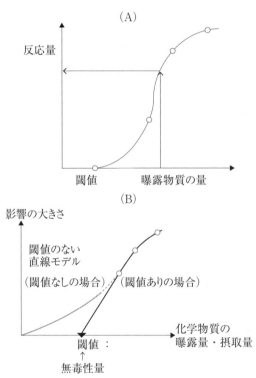

図5-1　用量－反応曲線
(A)用量－反応曲線（一般的なＳ字曲線），(B)用量－影響曲線（無影響量不明で閾値ありの場合および閾値のない場合）
（出所）　環境省ホームページ

（LNT モデル；Linear Non – Threshold Model）と呼ばれている。すな
わち，発がん物質は DNA に不可逆性の変化をもたらすという理論に基
づいている。特に，遺伝毒性発がん物質について，閾値はないとされて
いる。発がん物質といえども，低用量では発がん頻度は低く，加齢によ
る自然発生がんとの有意な差は示すことができず，低用量での発がん性
の証明は不可能である。

3. 変異原性物質

　発がん性のある化合物には強い変異原性が認められるが，逆に，変異
原性があるものが，すべて発がん性があるとは限らない。我が国で実施
された動物発がん性試験では，変異原性のある物質の約25％には発が
ん性が認められなかった。また逆に，変異原性を示さない物質に発がん
性があることも知られてきた。これらの物質は，おそらく，遺伝物質
（DNA）に直接に影響を及ぼす性質はなく，RNA あるいはタンパク質
の変化（メチル化，アセチル化など）を通して，間接的に発がん性を誘
導するためと思われる。また，アスベストによる発がん性試験では，細
菌を用いる遺伝子突然変異試験では検出されないが，哺乳類の培養細胞
を用いる染色体試験を行うと，染色体を損傷する性質のあることが分か
る。このように，変異原性試験では，ある特定な試験法に限定せず，遺
伝的指標の異なる複数の試験法を組み合わせて，結果を総合的に評価す
る必要がある。

　変異原性物質とは，生物の遺伝情報（DNA）に何らかの影響を与え
る物質や,放射線,紫外線,活性酸素などを含む。変異原性物質（mutagen）
は細胞の集団または生物体に突然変異（mutation）を発生する頻度を増
大させる物質である（図5−2）。

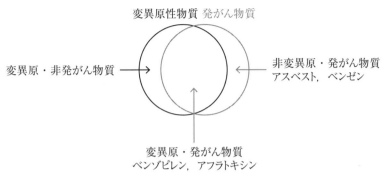

図 5−2　**変異原性物質と発がん物質との重なり**

次に，変異原性物質の DNA に対する反応様式とその例を示す。

① DNA 分子に異常を起こすもの

ニトロソ化合物：ニトロソ基（−NO）を有する化合物。ニトロソアミン（食物中などでアミンと亜硝酸塩が反応して生じる物質），ニトロソグアニジンなど。

塩基類似化合物：DNA の複製，修復の際に異常を起こす。臭素化デオキシウリジン（BrdU）などがある。

アルキル化剤：DNA にアルキル基を付加する。N−エチル−N−ニトロソ尿素（ENU），メタンスルホン酸メチル（EMS）など。

多環芳香族炭化水素：排気ガスやタバコの煙中に含まれるベンゾピレン，クリセンなど。

② DNA インターカレーター：DNA の 2 重らせん構造にはさまり，DNA の複製の際に異常を起こす（ベンゾピレン，臭化エチジウムなど）。

DNA 架橋剤：DNA 分子中の 2 個の塩基に結合し架橋構造を作る。抗がん剤のシスプラチン，マイトマイシン C などがある。

変異原性を検出する方法として最もよく用いられるものに，サルモネ

ラ菌（Salmonella typhimurium）などの細菌を用いる突然変異試験であるエームス試験（Ames test, 開発者 B. N. Ames にちなむ）がある（表5-1）。

　さらに，DNA の損傷と修復を検出する方法としては，大腸菌（遺伝子欠損株）を用いて DNA 損傷を検出するポルアッセイ（Pol‐assay），枯草菌の DNA 損傷を検出するレックアッセイ（Rec‐assay），ネズミチフス菌を用いるユーエムユーアッセイ（Umu‐assay），コメットアッセイ（comet assay；単細胞ゲル電気泳動法），不定期 DNA 合成試験（UDS；Unscheduled DNA Synthesis）が一般的である。

形質変化で突然変異を検出：エームス試験，遺伝毒性試験，染色体異常試験，小核試験，姉妹染色分体交換試験（SCE），遺伝子突然変異試験，形質転換試験（発がん試験を含む），優性致死試験など，種々の方法が使用され，物質により組み合わせて評価している。たとえば，天然物にも，ワラビやコーヒーなど変異原性を示すものもある。しかし，我々の日常生活に欠かせないものである。すなわち，変異原性の有無

表5-1　変異原性試験と遺伝毒性試験

変異原性試験	遺伝毒性試験
DNA の損傷と修復を検出	染色体異常試験
Pol‐assay Rec‐assay Umu‐assay Comet assay 不定期 DNA 合成（UDS）試験	小核試験 姉妹染色分体交換（SCE）試験
形質変化で突然変異を検出	遺伝子突然変異試験
エームス試験 マウススポットテスト	形質転換試験 優性致死試験

よりも，どのような試験で，どの程度の変異原性を示すか，定量的な評価が大切である。

4. 発がん機序

発がん物質によるがん発生のメカニズムを説明する。体内で化学物質が代謝されることで活性化され標的細胞の DNA と付加体を形成する。その後，DNA 修復エラーの結果，遺伝子の突然変異が誘発され，変異細胞が産まれる。その固定化を経て，変異細胞の増殖により前腫瘍病変が形成され，さらに腫瘍としての増殖につながる。

化学物質による発がんは，正常細胞が潜在的腫瘍細胞に変化する不可逆的な段階を「イニシエーション」と呼ぶ。その潜在的腫瘍細胞がクローナルに増殖して，最終的には悪性化する可逆的な段階を「プロモーション」と呼び，それらを発がんの二段階説という。また，発がん化学物質にはイニシエーター活性のみ，プロモーター活性のみ，あるいは両方の活性をもつ物質がある。分子生物学の発展とともに，プロモーター作用とされていたものが，複雑な細胞内シグナル伝達と遺伝子発現抑制と関わっていることが分かってきた。発がんには複数の，6 〜 7 個の遺伝子変化が順次起こる必要があるとする多段階発がん説が提唱されている。発がん物質が DNA に損傷を与えることに起因し，遺伝子変異が蓄積していき遺伝子の不安定化が起きて発がんの方向へ進んでいくが，がん遺伝子の活性化とがん抑制遺伝子の不活性化なども発がんプロセスに重要である。細胞内の DNA 修復や細胞性免疫による前がん細胞の除去などのメカニズムがあり，必ずしも DNA の障害がそのまま発がんメカニズムへつながるわけでもないことが明らかとなってきた。この発がんプロセスでは，修復機構や細胞免疫系の修飾やアポトーシスが働き，イニシエーション段階やプロモーション段階を停止する可能性がある（図 5 -

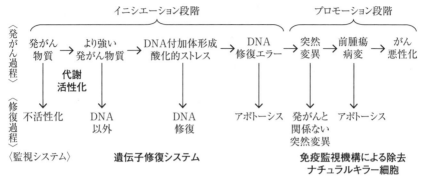

図5-3　多段階発がんの過程

3)。

　実際のたとえでは，正常な細胞が少し形が変わった細胞ができ，それが大腸腺腫（大腸ポリープ）などになり，さらに悪性度が上がった腺腫となり，最終的に周りの組織を押しのけて成長し続け，転移して増え続ける悪性の大腸がんになるような例が，以上のような多段階発がんの過程を示している。

5. 遺伝毒性発がん物質と非遺伝毒性発がん物質

　一般に，発がん物質は大きく遺伝毒性発がん物質と非遺伝毒性発がん物質との2種類に分類される（表5-2）。遺伝性発がん物質は，DNAに対する直接の傷害作用が発がんに大きく関与し，発がんに閾値がないとされている。遺伝毒性のある発がん物質は，イニシエーション段階およびプロモーション段階に関与し，遺伝毒性のない発がん物質はプロモーション段階に関わると考えると分かりやすいかもしれない。前者は，直接DNAに付加体を作り，遺伝情報の書き換えが起こるが，後者は，タンパク質やRNAに結合したり，DNAのメチル化やヒストンタンパ

クのアセチル化などエピジェネティック変化を誘導していると見なされる化学物質もある。

　ジャガイモなどアスパラギンと炭水化物（還元糖）を多く含む食品をフライなど高温で加熱調理した場合に生成されるアクリルアミドが，遺伝性発がん物質に分類される。非遺伝性発がん物質は食品中に微量に存在する農薬や食品添加物が含まれる。

　一例を挙げると，アクリルアミドはラットの乳腺，甲状腺，子宮にがんを作る。ヒトが日常的に食べている量はノルウェー人男性で38μg／

表5-2　動物実験などにおける遺伝毒性および非遺伝毒性発がん物質の主な違い

	遺伝毒性発がん物質	非遺伝毒性発がん物質
発がん物質の例	アカネ色素，サイカシン，アフラトキシン B_1，ニトロソ化合物，ヘテロサイクリックアミン，アクリルアミド，ベンツピレン　など	その他多くの物質
変異原性	あり	なし
DNAへの傷害・変異	直接起こす	直接は起こさない
発がん関連指標の閾値	なし	あり
投与期間	短い	長い
投与量	少ない	多い
発がん強度	強い	弱い
発がん関連病変の可逆性	なし	あり
発がん標的臓器	多い	少ない
ヒトに対する危険度	高い	低い

（出所）　廣瀬雅雄「食品に存在する発がん物質について」（食品安全委員会）

日，女性で20μg／日と推計され，この量を70年間毎日食べれば，1万人中6人がアクリルアミドに起因するがんにかかるという統計学的解析結果が出ている。アクリルアミドは加熱調理過程で，食品中の成分が反応して生成するため，完全に避けることは困難であるが，調理方法の工夫で軽減させることは可能である。

6. 食品中の発がん物質

WHOの国際がん研究機構（IARC：International Agency for Research on Cancer）は，発がん物質のリスクを分類している（表5-3）。天然の発がん物質としては，プタキロサイド（グループ3）は，ワラビ（グループ2B）に存在する。カフェ酸（グループ2B）はコーヒー，レタス，リンゴ，ジャガイモ，セロリなどに含まれる香り成分で，ポリフェノールの一種であるが，発がん性とともにがん抑制効果もある。d-リモネン（グループ3）はレモンなどのかんきつ類の皮に含まれる香り成分であ

表5-3　国際がん研究機構による発がんリスク表

グループ	発がん性リスク	物質など
1	人に発がん性がある。	ベンツピレン，カドミウム，ラドン，放射線，アスベスト，たばこ煙
2A	人に発がん性がおそらくある。	アクリルアミド
2B	人に発がん性が疑われる。	ワラビ，カフェ酸，ベンゾ[a]ピレン，アセトアルデヒド
3	人に発がん性が分類できない。	カフェイン，d-リモネン，お茶，プタキロサイド
4	人に発がん性がおそらくない。	

（出所）　List of Classifications; IARC MONOGRAPHS ON THE IDENTIFICATION OF CARCINOGENIC HAZARDS TO HUMANS

る。雄ラットに発がん性を示すが，ヒトには発がん性を示さない。

　さて，食品中で最もリスクの高い発がん物質は，アルコール飲料（グループ1）で食道がんや肝臓がんの原因となると考えられる。また，アルコール飲料の代謝されたアセトアルデヒド（グループ1）も発がん性がある。ちなみに，化学物質としてのアセトアルデヒトはグループ2Bと分類されている。

　魚や肉の焼け焦げの中には，ベンゾ [a] ピレン（グループ2B）がある。デンプンの多い食品を高温で加熱した場合生成するアクリルアミド（グループ2A）は，ポテトチップス，フライドポテト，クッキーなどにある。また，ナッツ類，コメ，小麦，香辛料などについたカビが作り出す毒素のアフラトキシン（B_1, B_2, G_1, G_2, M_1）は発がん性が強くグループ1に分類され，B_1 が最も強力である。

　アフラトキシン B_1 は，P450 酵素 CYP3A4 で酸化され，より活性化され，DNA 付加体を形成する。DNA 付加体の形成箇所は，DNA の複製ができずに，遺伝子の傷として残り，それが蓄積すれば遺伝子不安定化へと進み，発がんへと進展していく。

7.　発がん物質のリスク管理手法

　前章で学んだカドミウムは，国際がん研究機構 IARC 分類ではグループ1，ヒトに発がん性がある物質として分類されているが，吸入曝露の場合には発がん性があると考えられ，経口摂取の場合は，発がん性を考慮しない，閾値がある毒物として評価されている。カドミウムなどの食品中汚染物質は，まず無影響量，無毒性量（NOAEL）を求めて，無影響量を不確実係数で割って耐容摂取量を求める。実質的には，耐容摂取量以下になるように食品の摂取量に応じてそれぞれの食品中の最大許容濃度を定めて，管理することになる（図5-4）。

86

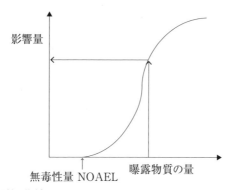

影響量

無毒性量 NOAEL　　曝露物質の量

図5−4　用量−影響曲線

　発がん物質では，閾値のある発がん物質と閾値のない発がん物質とについて別個の考え方で対応している。一般的にイニシエーション作用のある物質は閾値のない発がん物質であり，プロモーション作用のみの物質は閾値のある発がん物質である傾向がある。

　閾値がある発がん物質は，閾値すなわち無影響量から，実際の摂取量も配慮し，曝露幅（MOE；margin of exposure）を考慮し，さらに，発がん性物質であることで，1 〜 10 の不確実性，がんの細胞種・部位・発現時期等の重篤性に対応して，1 〜 10 の不確実性で割り算して，耐容摂取量を求める。

　閾値のない発がん物質を管理する方法として，米国環境保護庁の作ったベンチマークドーズ法という数理モデルが応用される（図5−5）。この場合は，たとえば動物実験で 10% の動物にがんを起こした曝露量，ベンチマークドーズ 10 を求め，その 95% 信頼区間の下限値を $BMDL_{10}$ とします。そこから原点に向かって外挿する直線が引かれる。10^{-5} の頻度，すなわち 10 万匹に 1 匹ががんになる頻度でがんを起こす曝露量を実質安全量（VSD；Virtually Safety Dose）を定める。ここで，曝露

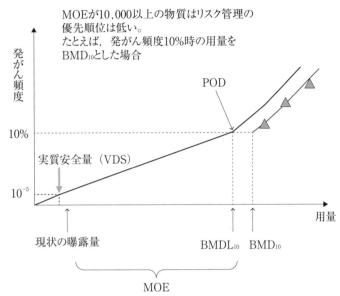

図 5-5 曝露幅（MOE）
(注) POD；Point of Departure；外挿出発点，MOE；Margin of Exposure；曝露幅
(出所) US EPA;Benchmark Dose Technical Guidance

幅が1万以上あれば，リスク管理は考える優先順位は低いと考えます。

一例として，アクリルアミドの評価を表5-4に示す。その実質安全量を，アクリルアミドの評価の例では，種差（10）と個人差（10）とその他の不確実性（アクリルアミドでは，試験機関の修正係数5）より，合計して，不確実係数500となる。曝露幅（MOE）が71であるので，不確実係数500より小さいので，ヒトに悪影響がある可能性が排除できないという評価結果がある。しかし，その他の種々の要因を解析し，2005年と2010年のFAO/WHO合同食品添加物専門家委員会では，通常の摂取量では問題ないが，多食者では健康に悪影響の可能性があり，食品中アクリルアミドの生成を低減させるための努力が必要であると提

88

表5－4　アクリルアミドのヒト健康に対するリスク評価

摂取経路	体重1kg 当たりの平均摂取量 μg/kg/ 日	実質安全量 mg/kg/ 日	曝露幅 （MOE）	不確実係数
吸入	0.002	－	－	－
経口	2.8	2.0	71　<　500	

不確実係数　種差(10)×個人差(10)×試験期間の修正係数(5)＝500
不確実係数が MOE より大きいので，ヒト健康に悪影響を及ぼす可能性あり。
（出所）　FAO/WHO 合同食品添加物専門家委員会レポート（2005, 2010）

言した。

　この実質安全量とした 10^{-6} の頻度は，表5－5に示すように落雷で死亡する頻度に近い。また，それぞれのリスク管理機関で実質安全量とする頻度は異なり，我が国の中央環境審議会大気・騒音振動部会では，10^{-5}，米国環境保護庁では 10^{-6}，米国労働衛生庁では 10^{-3} で管理することをおよその目安としている。

　発がん物質のリスクを表す別の手法としては，確率論的な考え方が用いられている。ユニット・リスクとは，当該物質を毎日 1mg/kg 体重，一生70年間摂り続けた場合の発がんリスクの上限値を示している。化学物質 X のユニット・リスクが $2×10^{-6}$/μg/L であれば，濃度 1μg/L の水を一生飲み続けた場合，化学物質 X による過剰ながんの発生は100万人に2人である。例を挙げると，エチレンオキサイドのユニット・リスクは，米国環境保護庁では $4.5×10^{-4}$/mg/kg 体重/日，WHO では $0.7×10^{-4}$/mg/kg 体重/日と評価されている。閾値のない発がん物質はユニット・リスクが参考のために記載される。ユニット・リスクを用いて

表5−5　日本人の事故等による生涯リスク(1994年)

	死亡数	死亡率	生涯リスク
交通事故	10,649	8.5×10^{-5}	6.0×10^{-3}
交通事故(歩行者)	2,886	2.3×10^{-5}	1.6×10^{-3}
水難	1,360	1.5×10^{-5}	7.0×10^{-4}
火災	1,041	8.4×10^{-6}	5.9×10^{-4}
自然災害	59	4.8×10^{-7}	3.4×10^{-5}
落雷	4	3.2×10^{-8}	2.2×10^{-6}

1/100,000 または 1/1,000,000 の死亡は容認する。
(出所)　厚生労働省

基準を定めるのではなく，あくまでも参照することにとどめていて，評価機関のリスク管理者が最も適切な基準値を設定している。

　これまで，食品中の発がん物質について許容基準や耐容摂取量を決める手法を説明してきた。しかし，実際には，これらの発がん物質の含まれる食品をどの頻度でどの量食べるかが，実質的には重要である。表5−6に示すように，発がんの寄与については，アルコール，サプリメントの DHEA，コーヒーのカフェ酸などありふれた物質の発がんへの寄与が高く，PCB や TCDD などの発がんリスクの寄与はむしろ少ないことが分かる。すなわち，発がん性の強さだけにとらわれることなく，発がん性の強さと摂取量を掛け合わせて評価する必要があることを示している。

8. 放射線の発がんリスク

　発がん性を議論する場合，常に比較されるのが放射線である。日本人の放射線に対する過度の反応は，原子爆弾の被曝経験から仕方ない部分

表 5-6　食品および化学物質による発がんリスク

食品名・物質名	該当物質名（概要）	リスクの大きさ (HERP ※・%)	
ビール	エタノール	2.1	
ワイン	エタノール	0.5	
DHEA	（サプリメント）	0.5	
住居内の空気	ホルムアルデヒド	0.4	
コーヒー	カフェ酸	0.1	
レタス	カフェ酸	0.04	
オレンジジュース	d－リモネン	0.03	大▲
黒コショウ	d－リモネン	0.03	リ
マッシュルーム	ヒドラジンなどの混合物	0.02	ス ク
リンゴ	カフェ酸	0.02	▼
ニンジン	アニリン	0.005	小
ジャガイモ	カフェ酸	0.004	
DDT	（殺虫剤 /1972 年の禁止以前）	0.002	
UDMH	（リンゴの農薬の分解物）	0.001	
TCDD	（ダイオキシン類）	0.0007	
PCB	（絶縁油など /1984－86）	0.00008	

※ HERP（Human Exposure/Rodent Potency）：ヒトの摂取量／齧歯
　動物の半数ががんになる投与量
（出所）　畝山智香子『ほんとうの「食の安全」を考える』（化学同人，
　2009 年）p210-211 より編集

があるが，科学的リスク管理の仕方を考えて，今回は再度考えていただ
きたい。
　放射線も発がん性に閾値のないものである。放射能の単位は，ベクレ

ル（Bq）で表し，1原子が崩壊して放射線を出す能力が1Bqである。放射線には，アルファ（α）線，ベータ（β）線，中性子線などの粒子線とガンマー（γ）線，X線などの電磁波とに分類されるが，生体影響を評価する指標として，シーベルト（Sv）が使用される（表5-7）。

　放射線の影響は，理論的に放射線が遺伝子に当たれば必ず遺伝子障害が起きそれが発がんや遺伝的影響の発現が高まることを仮定している。すなわち，X線やγ線が細胞に当たれば，直接作用してDNAを切断したり，間接作用として水分子からヒドロキシラジカルができて，必ずDNAに障害を与えると想定する。この仮定に基づいて，被曝線量と発がんの確率は直線的に増加するとしてきた。閾値のない直線モデル（LNTモデル）は，放射線作業従事者を放射線から守るために安全側に立って，設定されて管理されてきた（図5-6）。

　放射線の電離作用による直接作用や放射線が水分子に当たってできるヒドロキシラジカルなどによるDNAに損傷を緩和したり，修復するメ

表5-7　放射線の単位

	単　位	意　味	簡単に説明すると
放射能	Bq ベクレル	放射性物質が1秒間に崩壊した数	放射性物質から，1秒間に一つ放射線が出ると1ベクレル
等価線量	Sv シーベルト	組織・臓器における放射線の影響を，放射線の種類やエネルギーによる違いを補正し，共通の尺度で表現する量	放射線の人に対する影響を評価する値
実効線量		等価線量を補正し，全身の放射線影響の指標となる量	

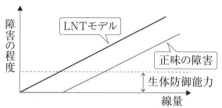

・放射線従事者の線量限度は、基本は直線モデル
・人体の防御機能による障害の軽減はないと仮定し設定
・線量限度=影響限度ではない

図5-6　Linear Non-Threshold Model（LNT モデル）：直線的で閾値がないモデル

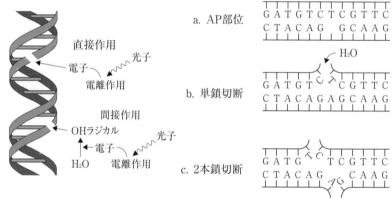

図5-7　DNA が受ける X 線あるいは γ 線による直接作用と間接作用

カニズムが生物には備わっている（図5-7）。生体防衛能力とは、すなわち、DNA 損傷は遺伝子 DNA 修復メカニズムで修復されたり、ヒドロキシラジカルなどの活性酸素はグルタチオン、ビタミン C などの抗酸化剤などが吸収する反応もある。また、遺伝子変異は、がんと関わりのない遺伝子変異もあり、その遺伝子の変化自身が細胞の生存に不都合であり、アポトーシスという自然に細胞が死んで淘汰されることもある。

　また，前がん状態となっても，アポトーシスに進む細胞もあり，免疫機構により排除される前がん状態の細胞もある。最終的に悪性のがんが発生するには，遺伝子が６つか７つの異常を起こし，修復されずに蓄積されないとならない。つまり長期間かかってがんになるということは，遺伝子に起きた異常がすべて放射線の影響というわけではない。悪い生活習慣やその他の発がん要因がプロモーターとして働いて，遺伝子変異を蓄積していって，最終的にがんになる。放射線はがんの発生に影響があることは確かであるが，被曝によるがんの遺伝子異常は，すべて原因が放射線にあるということは科学的には正しくない（図５−８）。

　福島第一原子力発電所の事故後，東日本の放射性物質による環境汚染や食品汚染について国民の大きな危惧となっている。放射性物質の規格は，コーデックス委員会でチェルノブイリ原発事故の後に作成された放射性セシウムの暫定規制値1,000Bq/kg が策定された。平成23年福島第一原子力発電所事故の後に，厚生労働省で基準値が制定され，平成

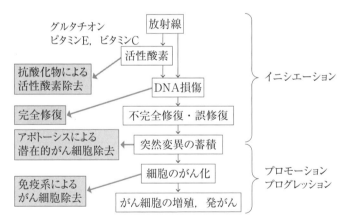

発がん性に関する多くの細胞実験の end point が変異原性の確認である

図５−８　放射線の影響回避の仕組み

24年度に食品安全委員会では，食品からの摂取量が一生涯で100mSv
以下になるように定めた。厚生労働省は，食品安全委員会の基準値とコー
デックス委員会の食品からの年間被曝線量は放射性セシウムで1mSvと
対応するために，新たに基準値を定めた（表5-8）。

　その基準が定められた根拠は，広島・長崎の被爆者の発がんリスクか
ら求められた。図5-9に示すように，がんや白血病が増えた頻度を
LNTモデルで外挿した場合，100mSV以下では放射線ががんを引き起
こす科学的根拠はないためである。

　閾値のない発がん物質のリスク管理と放射線のリスク管理は，原則論
は同じであるが，放射性核種の違いや半減期の違いなどで，異なるとこ
ろがある点は注意する必要がある。

表5-8　すべての年齢の人に配慮された基準値

放射性セシウムの暫定規制値		放射性セシウムの新基準値	
食品群	規制値 （Bq/kg）	食品群	新基準値 （Bq/kg）
野菜類	500	一般食品	100
穀類	500		
肉・卵・魚・その他	500	乳児用食品	50
牛乳・乳製品	200	牛乳	50
飲料水	200	飲料水	10

（出所）　厚生労働省医薬食品局食品安全部

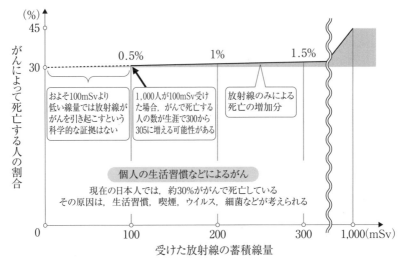

図5−9　放射線が人体に及ぼす影響
（出所）　放射線医学総合研究所ホームページより筆者改変

学習課題

　多くの物質の発がん性の強さと摂取量を考慮して，将来，がんに罹患しないようにするには，摂取頻度，調理法など改善できるかを考えてみましょう。国立がん研究センターのホームページなどが参考になります。

6 食物アレルギー

香山不二雄

《**目標＆ポイント**》 食品アレルギーについて免疫機構から解説する。
《**キーワード**》 アレルゲン，免疫寛容，腸管免疫，腸内細菌叢，Toll 様受容体，プロバイオティクス

1. はじめに

生命は，外界の病原体の侵入に対して自己を守るために免疫機構を発達させてきた。免疫機構とは，まず，自己と非自己を見分け，非自己と認識された物質，生命体に対して，免疫監視機構を発動し，攻撃して死滅させ排除することを目的としている。しかし，生命体は，体を構成する物質の原料のアミノ酸や，エネルギー源としての糖質や脂肪，必須元素などの栄養素を取り込むために，他の生命体を摂取し分解して吸収し，再度，自己の構成分子を再構築しなければならない。生命の宿命として，他者の生命体を取り込んで，自らの特有の生命体を作ること，すなわち，非自己を常に分解しながら，自己を形成することになる。本来，自己の細胞や構成分子に対しては，免疫系の発生分化の過程を通じて，免疫寛容の状態となっているが，もし，免疫機構が自己を非自己と誤認して攻撃してしまえば，自己免疫疾患という重篤な障害を起こすことになる。食物は基本的に生命体由来のものであり，消化管の中で，食物に含まれる植物や動物の異種タンパク質に対して免疫寛容を形成していくわけであるが，免疫監視機構の細胞群が非自己と認識して，不必要に強い免疫

反応を起こす状態が，食物アレルギーである。本章では，アレルギーの
免疫機構に関して概説し，さらに，食物アレルギーの概要に関して解説
する。

2.　免疫担当細胞

　免疫系を構成する細胞には，形態から白血球（顆粒球，リンパ球）や
マクロファージ，樹状細胞などがある。顆粒球には，好中球，好酸球，
好塩基球など顆粒の形状や染色性から分類される。リンパ球には，その
機能の面から T 細胞と B 細胞，ナチュラルキラー細胞（以下，NK 細胞）
などに分類される。胎児期に骨髄や肝臓の造血幹細胞から分化したリン
パ球が胸腺（Thymus）に移動して胸腺皮質にて T 細胞は分裂増殖する。
次に，自己抗原に対して反応する T 細胞はアポトーシスで死滅し，取
捨選択を受けて T 細胞として教育され，脾臓やリンパ節などのリンパ
組織に移動する。未熟な T 細胞は，免疫反応を活性化するヘルパー T
細胞，特定の抗原を認識して病原体などを殺すキラー T 細胞に分類さ
れる。キラー T 細胞は侵入病原体などの細胞膜に穴を空けて障害を起
こすパーフォリン，グランザイムを作り，標的細胞にアポトーシスを誘
導して殺す働きをし，それぞれ役割を分担している。さらに近年研究が
進んだ，免疫反応を抑制する制御性 T 細胞などが含まれる。ヘルパー
T 細胞は，さらに分化して機能の違う細胞群となり，細菌感染などに対
応する Th1 細胞とアレルギーや抗体産生などに関わる Th2 細胞になっ
て，それぞれ違う低分子量タンパク質で分子信号であるサイトカインを
分泌して免疫反応を調節している。すなわち，Th1 はインターフェロ
ンガンマ，IL-2 を分泌して，遅延型過敏症のような細胞性炎症を引き
起こす。一方，Th2 細胞は IL-4 や IL-10 を分泌して，アレルギーや
抗体産生などの液性免疫反応に関与する。B 細胞は抗体を産生し分泌す

る。マクロファージは，非自己である侵入した病原体や異種タンパク質を貪食して分解し断片化し，抗原としてヘルパー T 細胞に渡したり，サイトカインを分泌して T 細胞を活性化する。樹状細胞は，いろいろな臓器に分布し，異種タンパク質をさらに分解して T 細胞に渡し，免疫反応において，次に説明する自然免疫と獲得免疫の橋渡しをする。キラー T 細胞が特定の抗原を発現している標的を攻撃するのに対して，NK 細胞は特定の抗原刺激を必要とせず非自己と認識した病原体やがん細胞を攻撃して殺すことができる。マクロファージや樹状細胞は抗原提示細胞としての機能を果たしている。このように，多様な細胞群が協調して，免疫反応を調節している。

3. 自然免疫と獲得免疫

　免疫とは，一度経験した病原体に対する抵抗力が確立する状態のことと認識していたかもしれないが，その免疫記憶を特徴とする獲得免疫系とともに，免疫記憶をもたずに反応できる自然免疫系とに分類することができ，この自然免疫系は原始的な生物から存在する。

① 　自然免疫系：細菌などが産生する多糖性脂質リポポリサッカライド（LPS）や寄生虫性糖脂質分子，微生物特有の DNA パターンを認識する受容体，Toll 様受容体（TLR；Toll-like Receptor）で認識し，活性化される免疫システムである。TLR はヒトでは 11 種類が認められ，それぞれ結合する微生物の構成物質が明らかにされている。

② 　獲得免疫系：マクロファージが，サイトカインを分泌してヘルパー T 細胞へ病原体の侵入を知らせ，病原体の分解産物である抗原をヘルパー T 細胞に渡すこと，すなわち病原体の抗原刺激により感作され，獲得免疫が成立する。さらに，ヘルパー T 細胞は，キラー T 細胞に命令して侵入者，たとえば病原体と戦わせる。その一方で，病原体に

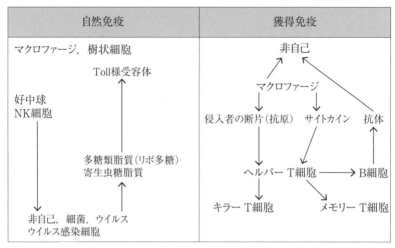

自然免疫	獲得免疫

図6-1　**自然免疫と獲得免疫**

対抗する抗体をB細胞に指示して産生させ，これで病原体を撃退する。
それと同時にT細胞，B細胞がこのウイルスの情報を記憶し再侵入
してきたときに備え，メモリー細胞として脾臓やリンパ節などのリン
パ系組織内に長い期間残留する。

すなわち獲得免疫系の主役はT細胞とB細胞であり，抗原に対応し
た抗体を作るために遺伝子の再構成を行い，免疫記憶するとともに抗原
受容体が細胞表面に出て，抗原に対する高い親和性をもった受容体を形
成する。ちなみに，自然免疫では，Toll様受容体の再構成は行われない
のが異なる点である。またこのイベントと同時に，抗原刺激の後に特定
の受容体をもつ細胞が，クローン性に増殖する（図6-1）。

4．アレルギーの分類

外界から侵入する非自己である病原体に対して感染防御を司る免疫系

は，栄養源として有用である食品や自分自身のタンパク質などに対して免疫反応を起こすことがある。アレルギーとは，特定の抗原に対して免疫反応が過剰に起こることをいう。アレルギーが起こる原因は，生活環境の他，抗原に対する過剰な曝露や遺伝的素因などが原因として考えられている。なお，アレルギーを引き起こす環境由来抗原をアレルゲンと呼ぶ。

アレルギーは，その発生機序により大きく I 〜 V 型に分類される。

(1) I型アレルギー

免疫グロブリンの1種類である IgE が肥満細胞（マスト細胞）や好塩基球などに結合し，その結合した IgE に抗原が結合すると，これらの細胞からヒスタミンやセロトニンなどの生理活性物質を放出する（図6-2）。これらの刺激により，血管が拡張し血管の透過性を亢進して，浮腫や掻痒感などの症状が現れる。この反応は，抗原が体内に侵入するとすぐに生じ，即時型過敏症と呼ばれ，アレルギー性鼻炎，気管支喘息，蕁麻疹などを起こす。さらに過度な血管透過性の亢進により，気道の狭窄，急速な血圧低下によりショック状態になることをアナフィラキシーと呼ぶ。この最も危険なアレルギー症状は，抗原に曝露後 10 分以内に起こる。I型アレルギーの代表的な疾患としては，蕁麻疹，花粉症，気管支喘息，アレルギー性鼻炎，アナフィラキシーショック，食物アレルギーである。

(2) II型アレルギー

免疫グロブリンの1種類である IgG および IgM が，抗原を有する自己の細胞に結合し，それを認識した白血球がその細胞を破壊する反応である。ウイルス性肝炎，ペニシリンアレルギー，重症筋無力症などが例

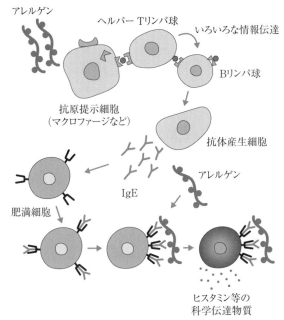

図6-2 即時型アレルギーのメカニズム

である。

(3) Ⅲ型アレルギー

　免疫反応により，侵入してきた抗原とB細胞から作られた抗体およ
び一連のタンパク質分解酵素群である補体系などが互いに結合した免疫
複合体が形成される。この免疫複合体が血流を移動し，遠隔の組織に沈
着して障害を起こす。過敏性肺臓炎は，この反応が肺に限局して起こり，
この反応をアルサス型反応型と呼ぶ。全身性エリテマトーデスやIgA
腎症は，血清中の抗原・抗体複合体が全身に回って起こる血清病の代表

例である。

(4) Ⅳ型アレルギー

　抗原と特異的に反応する感作された T 細胞によって起こる。抗原により活性化された感作 T 細胞からサイトカインなどの生理活性物質が出て，マクロファージを活性化し，周囲の組織障害を起こす。他のアレルギー反応がすべて抗体を必要とする液性免疫であるのに対し，Ⅳ型アレルギーだけは抗体が関わらない細胞性免疫である。リンパ球が集まってきて，増殖するのに時間がかかるため，遅延型過敏症とも呼ばれる。接触性皮膚炎，薬剤アレルギー，金属アレルギー，ツベルクリン反応などがⅣ型アレルギーの例である（表6−1）。

表6−1　Gell と Coombs のアレルギー分類

タイプ	Ⅰ型 （即時型）	Ⅱ型 （細胞障害性）	Ⅲ型 （免疫複合体型）	Ⅳ型 （遅延型）
免疫担当細胞	IgE	IgG，IgM	IgM（IgM）	T 細胞，マクロファージ
特徴	肥満細胞からヒスタミン分泌，血管の透過性亢進	白血球による自己細胞への攻撃	抗原−抗体複合体の沈着	感作 T 細胞とマクロファージの組織障害
反応時間	10 分以内	—	3～8 時間	1～3 日
主な疾病	アレルギー性鼻炎，花粉症，気管支喘息，蕁麻疹，食物アレルギー，アナフィラキシー	ウイルス性肝炎，血小板減少症，重症筋無力症	過敏性肺蔵炎，IgA 腎症，全身性エリテマトーデス感作	接触性皮膚炎，ツベルクリン反応，金属アレルギー

5.　腸管免疫

　腸管は体の内部に存在するが，腸管腔内は口から肛門につながる外界と考えられる。腸管内には外界から入ってきた食品や毒素，外来病原体とともに膨大な腸内細菌叢があり，腸管免疫系は，免疫系全体の60〜70％を占める最大の免疫組織である。腸管免疫系器官としては，腸管にあるパイエル板や絨毛にあるM細胞などの免疫組織が管腔内に面してあり，病原体や毒素，食品の分解物などを取り込みマクロファージや樹状細胞がさらに分解し抗原としてT細胞に渡し，その抗原に特異的に結合するIgA抗体を産生するB細胞を増やす。樹状細胞は細胞内に貪食して分解処理して抗原をT細胞に提示して活性化T細胞を誘導することができる。腸管絨毛に存在するB細胞からIgA抗体が腸管内に分泌されて腸管内の病原体や毒素などを不活性化し，不必要な異物の侵入を予防する。また，渡された抗原情報の中で免疫反応を抑える必要があれば樹状細胞から制御性T細胞に伝え記憶され，反応は抑制される。このように，樹状細胞は同時に制御性T細胞を誘導したり，T細胞を消去することができる。通常，食物が抗原となった場合は，パイエル板において制御性T細胞を誘導し，免疫応答を抑えるように指令を出す。この状態は，少量の抗原に繰り返し曝露されることにより成立する（図6-3）。

6.　食物アレルギーの作用機序

　食物アレルギーの発症には，近年，腸管免疫系の働きや腸内細菌などが関係していることが分かってきた。特に，腸内細菌叢も安定していない状態であり，免疫系がまだ未熟な段階である乳幼児期に食品アレルギーが多い。たとえば，免疫システムの司令塔であるヘルパーT細胞

104

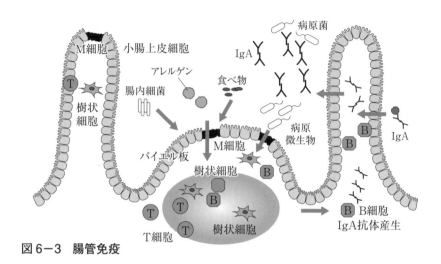

図6-3　腸管免疫

のバランスが，Th2細胞が強い方向に傾くと，Th2細胞の指令のサイ
トカインがB細胞に届けられるとIgE抗体が作られ，食物アレルギー
や気管支喘息，アトピー性皮膚炎などアレルギー疾患になりやすくなる。
　食物アレルギーは，食品中アレルゲンで感作されることとTh2細胞
に反応優勢な免疫系をもつ個人に起こる。Th2細胞は，食物アレルゲ
ンに感作され，そのアレルゲンに特異IgE抗体を産生するB細胞のク
ローンを増殖させ，アレルギー反応を増強する状態にある。
　樹状細胞はパイエル板直下の細胞間隙に樹状突起を伸ばして，消化管
内の食品分解産物を直接，細胞質内に取り込みさらに分解処理する。樹
状細胞は腸間膜リンパ節に遊走していき，食品分解物を抗原としてT
細胞に受け渡す。マクロファージも同様に粘膜下に存在し，未消化の食
物抗原を貪食し分解して，樹状細胞と同様に，抗原提示細胞としてヘル
パーT細胞に渡す。T細胞はTh2細胞が有意な状況では，IgE特異抗
体が産生されマスト細胞に結合し，対象のヒスタミンやセロトニンなど

を分泌し，血管の透過性を亢進させ，皮下の浮腫である蕁麻疹，粘膜の浮腫である鼻閉，気道狭窄などを起こし，窒息する可能性もあるので，迅速な対応が必要である。全身の血管の透過性が増せば，血管内に液体分画が血管外に出ていき，皮下に溜まり全身浮腫（anasarca）の状態となり，血管内の液体のボリュームが足りないので，血圧を維持することができず，失神して意識を失う。この状態をアナフィラキシーショックと呼ぶ。アドレナリンの皮下注射をして，気道閉塞の改善，血圧の上昇をする必要がある。アナフィラキシーショックの経験者は，アドレナリン自己注射キット（エピペン）を持参している場合もあるので，緊急時に救命のため，周りの人が皮下注射する場合も想定される。

（1）経口免疫寛容

　乳幼児期の食物アレルギーのほとんどは，成長とともに耐性を獲得して，免疫寛容となる。免疫寛容の誘導のメカニズムとしては，以下に説明するリンパ球アネルジーとアポトーシスとの共同作業であることが考えられる。また，経口免疫寛容は，抗原に大量に曝露した場合も誘導することができる。Th1 細胞が増殖して徐々に，Th2 細胞より Th1 細胞が増えてきて，バランスがとれてくる。さらに抗原量が増えると，食品抗原に特異的 T 細胞自体を枯死（アポトーシス）させて除いたり，反応力を失わせて（アネルジー），抗原に反応しなくなる状態，すなわち経口免疫寛容となる（図 6-4）。

　近年，気管支喘息やアトピー性皮膚炎，花粉症などアレルギー疾患が非常に増えている。全国で 300 万人は何らかの食物アレルギーをもっていると考えられている。遺伝的形質が，こんなに短い期間で変化することもないので，環境の変化が疑われてきた。上下水道の整備，抗生物質による細菌感染の減少などにより，生活環境が清潔になり過ぎて，微生

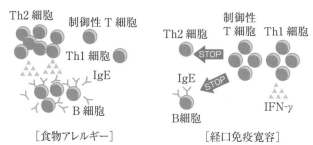

図6−4 制御性 T 細胞と経口免疫寛容

物由来の免疫賦活物質（細菌膜成分や DNA 断片など）との接触が減ったために，Th1 リンパ球は減少し，Th2 細胞が増えたため，アレルギー性疾患が増えているのではないかと考えられている。それを「衛生仮説」と呼ぶ。

(2) 遺伝的素因

両親がアレルギー疾患の既往や罹患があると，子どもがアレルギー疾患になりやすい傾向がある。遺伝的に IgE 抗体を作りやすい体質をアトピー体質と呼ぶ。乳児期に，下痢，腹痛から始まり，乳児湿疹，アトピー性皮膚炎などを次々と罹患し，学童期になり気管支喘息，アレルギー性結膜炎，アレルギー性鼻炎，花粉症などに次々と罹患していくことをアレルギーマーチと呼んでいる。

7. 食物アレルギーの疫学

子どもの成長とともに，多くの場合は自然寛解して，アレルギー疾患から抜け出せるのが大部分である即時型食の年齢分布を図6−5に示す。しかし，前述の成人になっても，病気の種類は変わりながらも，アレル

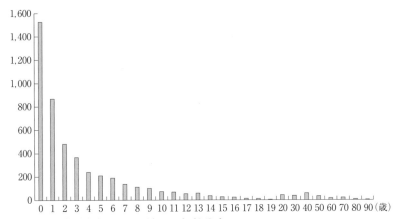

図6-5　即時型食物アレルギーの年齢分布
（出所）　独立行政法人国立病院機構相模原病院 金田悟郎「平成30年食品アレルギー
　　　　に関連する食品表示に関する調査研究事業報告書」（消費者庁）より引用

ギー疾患に罹患したままの人の比率も増えている。

　2007年の米国調査では，食物アレルギーは子どもの3.9%が何らかの
食物アレルギーをもっており，この10年間で18%の増加をしている。
我が国における食物アレルギーの頻度は，調査により異なるが，乳児で
5～10%であり，年齢とともに減少して，幼児で約5%，学童期以降が1.5
～3%と推測されている。乳児から幼児早期の即時型食物アレルギーの
主な原因である鶏卵，乳製品，小麦の多くは，その後成長とともに80
～90%が耐性を獲得する。一般的に，鶏卵，牛乳，小麦，大豆は耐性
を獲得しやすく，そば，ピーナッツ，ナッツ類，甲殻類，魚は耐性を獲
得しにくいアレルゲンと考えられている（表6-2）。色々な食品アレル
ゲンに反応する症例や，アレルギー疾患の合併がある症例，アナフィラ
キシーの既往のある症例は，耐性を獲得しにくい傾向がある。

　原因物質として頻度の高い食品は，欧米では，牛乳，鶏卵，ピーナッ

108

表6−2　年齢別原因物質（初発集計）

	0歳(1,356)	1,2歳(676)	3-6歳(369)	7-17歳(246)	≧18歳(117)
1	鶏卵 55.6%	鶏卵 34.5%	木の実類 32.5%	果物類 21.5%	甲殻類 17.1%
2	牛乳 27.3%	魚卵類 14.5%	魚卵類 14.9%	甲殻類 15.9%	小麦 16.2%
3	小麦 12.2%	木の実類 13.8%	落花生 12.7%	木の実類 14.6%	魚類 14.5%
4		牛乳 8.7%	果物類 9.8%	小麦 8.9%	果物類 12.8%
5		果物類 6.7%	鶏卵 6.0%	鶏卵 5.3%	大豆 9.4%
小計	95.1%	78.2%	75.9%	66.2%	79.4%

（出所）　独立行政法人国立病院機構相模原病院 金田悟郎「平成30年食品アレルギーに関連する食品表示に関する調査研究事業報告書」（消費者庁）より引用

ツなどのナッツ類，魚介類などが多い。我が国における近年の調査では，鶏卵，牛乳，小麦で，続いて木の実であった（図6-6）。非即時型反応を主体とするアトピー性皮膚炎においても，即時型反応においても，原因として同定された食物抗原の中で最も多いのが，卵，続いて牛乳，小麦の順である（図6-7）。

(1) 食品中のアレルゲン分類

　既知の食物アレルゲンの大部分が，分子量1万〜6万の可溶性タンパク質である。表6-3に，分類を示す。植物由来食品アレルゲンとして，プロラミン・スーパーファミリー，クピン・ファミリー，Bet v1ファミリー，プロフィリンなどが知られている。また，動物由来食品アレル

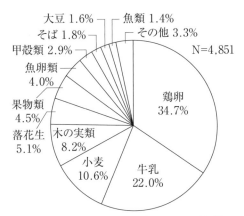

図 6−6　食物アレルギー　即時型アレルギーの原因物質
（出所）　独立行政法人国立病院機構相模原病院 金田悟郎「平成 30 年食品アレルギー
　　　　に関連する食品表示に関する調査研究事業報告書」（消費者庁）より引用

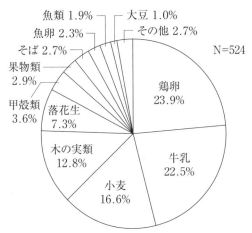

図 6−7　ショックを起こした原因物質
（出所）　独立行政法人国立病院機構相模原病院 金田悟郎「平成 30 年食品アレルギー
　　　　に関連する食品表示に関する調査研究事業報告書」（消費者庁）より引用

ゲンとしては，トロポミオシン，パルブアルブミン，カゼインなどがある。その他の食物アレルゲンとしては，システインプロテアーゼ，リポカリン，リゾチーム・ファミリー，トランスフェリン・ファミリー，セルピン，アルギニンキナーゼ，クラス1キチナーゼ，タウマチン様タンパク質などと分類されている。

表6-3　食物アレルギーのアレルゲン・ファミリー

グループ名	由来と特徴	分子量	原因食品	抗原名
プロラミン・スーパーファミリー	殻類,水溶性種子貯蔵タンパク質：α-アミラーゼ,トリプシンインヒビター	1万2,000～1万6,000	ピーナッツ ソバ ごま ブラジルナッツ	Ara H2 Fag e2 Ses il Ber el
クピン・ファミリー	穀物；種子貯蔵タンパク質	5万×3量体	ピーナッツ 大豆	Ara h3 glycinin
Bet v1ファミリー	穀物	1万8,000	シラカバ リンゴ	Bet v1 Madl 1
プロフィリン	アクチン結合タンパク質	1万2,000～1万5,000		プロフィリン
トロポミオシン	無脊椎動物，筋肉	4万	甲殻類 軟体動物	トロポミオシン
パルブアルブミン	魚のアレルゲン	1万2,000	魚類	パルブアルブミン
カゼイン	哺乳類乳		牛乳 山羊乳	Bos d 8 α-S1, β-S1, α-S2, κ-カゼイン
システインプロテアーゼ	C1　パパイン様	3万4,000	キウイフルーツ 大豆	アクチニジン Cly m Bd 30k Gly m 1
リポカリン	動物脂質担送タンパク質		牛乳	βラクトアルブミン

リゾチーム・ファミリー	消化酵素		卵 牛乳	Lysozyme (Gad d4) αラクトアルブミン
トランスフェリン・ファミリー	鉄結合糖タンパク質		卵 牛乳	オボトランスフェリン ラクトフェリン
セルピン	セリンタンパク質分解酵素阻害剤		卵	オボアルブミン
アルギニンキナーゼ	無脊椎動物酵素		エビ	アルギニンキナーゼ
クラス1キチナーゼ	キチン加水分解酵素		ラテックス，アボカド，栗，バナナ	クラス1キチナーゼ
タウマチン様タンパク質	PR−5，害虫の侵入抵抗性，8個のS−Sタンパク質		キウイフルーツ，ブドウ，サクランボ	PR-5

（出所）　海老澤元宏・日本小児アレルギー学会『食物アレルギー診療ガイドライン
　　　　2016』（協和企画，2016年）

(2) 食物アレルギーの臨床分類

　食品アレルギーの表現型は多様である。次に，食品アレルギーの臨床
分類を示す。
①　新生児・乳児消化管アレルギー
　主に人工ミルク栄養児が，嘔吐，下痢，血便などの消化管症状を呈す
る。通常，生後1年以内に70％，2歳までに約90％が耐性を獲得する。
②　食物アレルギーに関与する乳児アトピー性皮膚炎
　増悪因子として卵，牛乳，小麦，大豆などの食品により，発汗，掻破
などがある。生後数ヶ月で発症して，1歳前後で改善する幼児がいる一
方，年長児まで継続する幼児，1歳以降に発症する幼児も見られ画一的
ではない。

③　即時型

　医療機関の調査では，原因物質として卵（38.8%），乳製品（15.9%），小麦（8%），甲殻類（6.2%）の順となっている。乳幼児期では卵，乳製品，小麦の順番であるが，学童期では甲殻類，卵，穀物となる。臨床症状は，皮膚症状が最も多く，次いで呼吸器症状や消化器症状が見られる。約1割にアナフィラキシーショック症状を認めている。

④　特殊型

　・食物依存運動誘発アナフィラキシーは，学童期に発症することが多く，その原因物質として小麦製品と甲殻類が一般的で，運動の種類はマラソン，ランニング，縄跳びなど様々である。食事摂取後2時間以内に運動すると起こることが多い。

　・口腔アレルギー症候群は，生野菜や果物と花粉症との関連で発症する。その病態としては，シラカバ花粉タンパク質であるBet v1が，リンゴ，サクランボ，アンズなどと交差抗原性を有する（表6-4）。

表6-4　食物アレルギーの臨床分類

臨床型	発症年齢	頻度の高い食物	耐性獲得（寛解）	アナフィラキシーショックの可能性	食物アレルギーの機序
新生児・乳児消化管アレルギー	新生児期乳児期	牛乳（乳児用調整粉乳）	多くは寛解	（±）	主に非IgE依存性
食物アレルギーの関与する乳児アトピー性皮膚炎	乳児期	鶏卵，牛乳，小麦，大豆など	多くは寛解	（+）	主にIgE依存性
即時型症状（蕁麻疹，アナフィラキシーなど）	乳児期～成人期	乳児～幼児：鶏卵，牛乳，小麦，そば，魚類，ピーナッツ	鶏卵，牛乳，小麦，大豆などは寛解しやすい	（++）	IgE依存性

				など 学童〜成人： 甲殻類, 魚類, 小麦, 果物類, そば, ピーナッツ など	その他は 寛解しにくい		
特殊型	食物依存性運動誘発 アナフィラキシー (FDEIA)	学童期 〜成人期	小麦, エビ, 果物など		寛解 しにくい	(＋＋＋)	IgE 依存性
	口腔アレルギー症候群 (OAS)	幼児期 〜成人期	果物・野菜な ど		寛解 しにくい	(±)	IgE 依存性

その他の特殊な病態：交差抗原性に基づく食物アレルギーの病態
花粉：食物アレルギー症候群（Pollen Food Allergy Syndrome, PFAS）
ラテックス：フルーツ症候群
（出所）「食物アレルギーの診療の手引き 2017」検討委員会「食物アレルギーの診
　　　療の手引き 2017」（国立研究開発法人日本医療研究開発機構）より引用

8. 食物アレルギー予防対策

　アレルギー物質を含む食品に関して，2001 年 4 月に食品衛生法関連
法令の改正が行われ，アレルギー物質を含む食品表示制度が定められた。
原因物質別の症例数および重篤度に関する調査に基づいて，卵，牛乳，
小麦，そば，落花生の 5 品目を特定品目として，厚生省令により，すべ
ての流通段階で表示を義務付けた。さらに，あわび，いか，いくら，え
び，オレンジ，かに，牛肉，くるみ，さけ，さば，大豆，キウイフルー
ツ，鶏肉，バナナ，豚肉，まつたけ，もも，やまいも，りんご，ゼラチ
ンについて表示を推奨した。2008 年には，重篤な症状を示す例がある
えび，かにの 2 品目が推奨表示品目から義務表示品目となった。

114

腸内細菌叢

　腸内細菌は多数の雑多な菌種によって構成され，100〜3,000種類，100兆〜1,000兆個の腸内細菌が長さ約10mのヒトの腸内に生息しており，重量にすると約1.5〜2kgに相当する。腸管内容物を見ると，内容物1gに100億〜1,000億個（$10^{10}-10^{11}$個）の腸内細菌が存在しており，糞便の約半分は腸内細菌とその死骸によって構成されている。

　ヒトの場合，腸内細菌叢には主に5つの働きがある。

・病原体の侵入を防ぎ排除する。

・食物繊維を消化し短鎖脂肪酸を産生する。

・ビタミンB_2，ビタミンB_6，ビタミンB_{12}，ビタミンK，葉酸，パントテン酸，ビオチンなどのビタミン類の生成をする。

・ドーパミンやセロトニンを合成する。

・腸内細菌叢と腸粘膜細胞とで免疫力の約70%を作り出している。

　腸内細菌からのシグナルが，様々な免疫疾患に関係することが近年の調査研究で分かってきた。プロバイオティクスとは口腔や腸など消化管内の細菌叢に作用し，疾病の予防，改善につながる細菌叢の健常化を行う有用な物質（オリゴ糖，食物繊維など）と，それらの増殖を促進する物質を示す。近年，プロバイオティクスなどは，善玉菌と呼ばれ，腸内細菌叢に作用して，腸管免疫機能を改善できることが示されてきた。たとえば，ラクトバチルス菌（乳酸菌）などがToll様受容体を介してTh1細胞を誘導し，Th2細胞へと傾いたアレルギー反応を抑制することが報告されている。

　しかし，乳酸菌食品が，プロバイオティクスとして多数報告されているが，pHが低い胃酸により大多数の乳酸菌は死に，腸管に到達する生菌は少なく，大量に存在する腸内細菌叢の中にどれほどの効果があるのか疑問に思うかもしれない。腸管免疫やToll様受容体の研究が進み，

その理由が分かるようになってきた。すなわち，乳酸菌の死菌体のパターンを Toll 様受容体を介して樹状細胞が認識して，腸管免疫を活性化していることが明らかとなった。

　Lactobacillus pentosus Strain b240 の死菌を投与した高齢者の疫学調査で，唾液中 IgA 産生量が増大した。その働きは，動物実験，in vitro の実験において，死菌のタンパク質のパターンがパイエル板での樹状細胞の Toll 様受容体2(TLR2) を介して免疫反応を活性化し，分泌型 IgA 産生を増強することが示された（図6−8)。

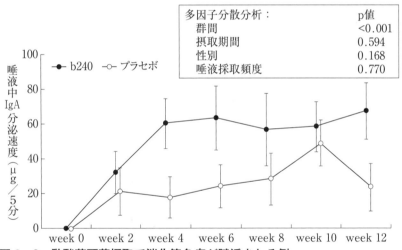

図6−8　**乳酸菌死菌摂取で消化管免疫が賦活される例**
（出所）　Oral intake of *Lactobacillus pentosus* strain b240 accelerates salivary immunoglobulin A secretion in the elderly: A randomized, placebo−controlled, double−blind trial

引用文献

1. 即時型食物アレルギーによる健康被害に関する全国実態調査
   研究代表者 海老澤元宏 国立病院機構相模原病院 副臨床研究センター長
2. AMED 研究班による「食物アレルギーの診療の手引き 2017」
   国立研究開発法人 日本医療研究開発機構（AMED）難治性疾患等実用化研究事業免疫アレルギー疾患等実用化研究事業（免疫アレルギー疾患実用化研究分野）小児期食物アレルギーの新規管理法の確立に関する研究

参考文献

1. 宇理須厚雄・近藤直実監修，日本小児アレルギー学会食物アレルギー委員会作成『食物アレルギー診療ガイドライン』（協和企画，2016 年）
2. 「食物アレルギーの診療の手引き 2017」検討委員会「食物アレルギーの診療の手引き 2017」（国立研究開発法人日本医療研究開発機構）
3. 手島玲子・中村亮介「食品中のアレルゲンの予測」食品衛生学雑誌 52 巻 1 号 pp1-9, 2011 年
4. Kotani Y, *et al*. Immunity & Aging 7;11（2010）Oral intake of *Lactobacillus pentosus* strain b240 accelerates salivary immunoglobulin A secretion in the elderly: A randomized, placebo-controlled, double-blind trial.
5. Kotani Y. Role of *Lactobacillus pentosus* Strain b240 and the Toll-Like Receptor 2 Axis in Peyer's Patch Dendritic Cell-Mediated Immunoglobulin A Enhancement. PLOS ONE March 14, 2014 https://doi.org/10.1371/journal.pone.0091857

学習課題

　以下のサイトなどにアクセスしてさらに情報を得て，理解を深めましょう。

　公益財団法人日本アレルギー協会 http://www.jaanet.org/

0

7 | 食品に含まれるハザード（危害要因）

山﨑　壮

《**目標＆ポイント**》　食品に含まれるハザード（危害要因）にはどんなものがあるか，またそれらハザードのリスクをどのように評価し，危害防止の管理をしているかを解説する。それらを理解することで，どのような食品も100% 安全（ゼロリスク）はありえないことを理解する。
《**キーワード**》　ハザード（危害要因），リスク，自然毒，食品の変質，調理または摂取によって生成する有害物質，汚染物質，耐容一日摂取量（TDI）

1.　食品に含まれるハザード（危害要因）とは

(1) 100% 安全な食品はない

　日常食べている食品は，人類の長い食経験によって，とりあえずは食べてもすぐに健康危害が起きることはないと分かっているものを「食品」と見なしている。食品の長期摂取の安全性については，基本的に科学的な確認はされていない。食品には，栄養になる成分も人体に有害な成分も含まれているが，成分がすべて分かっているわけではなく，化学構造や機能が分かっている成分は食品に含まれる成分のうちの一部だけである。未知物質を含めて，有害成分の量が少なければ人体に健康影響が表れないので受け入れているのである。たとえ「体によい」成分であっても，過剰摂取は有害である（図7-1）。毒性を考えるときには量の概念が必要である。糖質や脂質の過剰摂取によりエネルギー摂取量過多が生活習慣病の要因であることを思い起こしてほしい。食品といえども不適

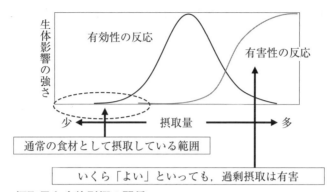

図7－1　摂取量と生体影響の関係
（注）　特定成分のみを大量摂取すると，通常の食材の摂取では起きない有害作用が
　　　表れることがある。

切な摂取による健康被害が起こりうるし，食物アレルギーの影響を受け
る人もいる。したがって，100％ 安全な食品は存在しないのである。極
端な食べ方をしなければとりあえずは食べても大丈夫ということは，そ
の食品のリスクがゼロという意味ではないのである。

(2) 食品に含まれるハザード（危害要因）

　毒キノコやふぐ毒など極めて毒性の強いものには販売や取り扱いの規
制をしている例があるが，通常の食品に天然に含まれている成分に対し
ては「安全基準」がない。通常の食品に天然に含まれている成分に対し
て厳しい規制をかけてしまうと食べられるものがなくなってしまう。し
たがって，食品に含まれるごく一部の成分についてのみ，安全基準を設
定して管理をしている。食品に含まれるハザードが，第1章3に概説さ
れているので参照してほしい。

(3) リスクとリスク評価

　では，リスクとは何か。ハザードとリスクとは違う。リスクの大きさは，「危害の大きさ」×「起こる頻度」と見なせる。食品に含まれるハザードのリスク評価を行うには，ハザードである汚染物質や有害物質が，

① どのような悪影響を及ぼすのか（危害の特徴，強さ）

　汚染物質や有害物質がどのくらいの量（レベル）であればヒトの健康に悪影響を及ぼさない（受け入れられる）のか

② どのくらいの確率で起こるのか（危害の発生頻度）

　食品の場合には，発生頻度の代わりに摂取量（曝露量）を科学的に評価する。そして，リスクの大きさ＝「ハザードによる健康影響の大きさ」×発生頻度（摂取量，曝露量）を評価することになる。

2. 食中毒の発生状況

　食品に含まれるハザードによって起こる健康影響としては，食中毒が最も重要である。食中毒の病因物質別患者数発生状況を見ると，ほとんどが食品に混入した生物体によるものである（図7-2）。ノロウイルスによる食中毒が圧倒的に多く，次いでカンピロバクターによる食中毒である。自然毒および化学物質による食中毒は，合計しても全体の数パーセントにすぎない。化学物質による食中毒としては，ヒスタミンによるアレルギー様食中毒が挙げられる。また，農薬，洗剤，漂白剤，タバコなどの誤飲が挙げられる。幼児の誤飲には注意が必要である。

3. 食品に含まれるハザード

　食品に含まれる様々なハザードのうち，本章では食品の変質によって生成する有害物質の一部と汚染物質の一部について述べる。

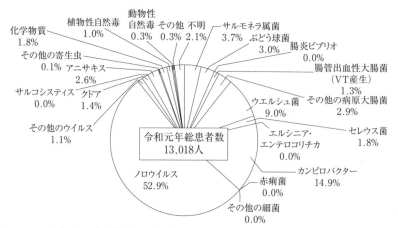

図7−2　食中毒の病因物質別患者数発生状況（2019年）
（出所）　厚生労働省「令和元年食中毒発生状況（概要版）」

(1) 食品の変質によって生成する有害物質

1）腐敗アミン

　食品成分が微生物によって化学変化する現象が，人間にとって有用であれば「発酵」といい，有害であれば「腐敗」という。食品中のタンパク質が，発酵または腐敗の過程で微生物によるアミノ酸の脱炭酸反応によってヒスタミン（ヒスチジンから生成）やチラミン（チロシンから生成）などのアミン類が生成することがある。特に，ヒスタミンはアレルギー反応や炎症に関与する生理活性物質であり，これが食品中に蓄積するとアレルギー様食中毒を起こす。サンマ，イワシ，サバなどヒスチジン含量が高い魚の加工調理品や野菜の漬物類などに脱炭酸酵素含有菌が繁殖すると，ヒスタミンが生成・蓄積してアレルギー様食中毒を起こすことがある。

2) 過酸化脂質

　油脂を多く含む食品は，保存中に油脂が酸化されて，変色，粘度低下，不快臭の発生，酸味の発生などの劣化現象が起こる。この現象を油脂の酸敗という。油脂が酸敗すると，食用に適さなくなるとともに，下痢，嘔吐など食中毒を起こすこともある。酸敗では，油脂中の不飽和脂肪酸が保存中あるいは調理中に，酸化して過酸化脂質が生成し，さらにアルデヒド，ケトン，短鎖脂肪酸に分解していく（自動酸化）。この自動酸化ではラジカルが関与する。また，熱，光，金属イオンにより促進される。そこで，脂質の酸敗を抑えるために，生成するラジカルを消去する物質（ラジカル捕捉剤）や金属イオンを捕捉する物質（キレート剤，金属封鎖剤）を酸化防止剤（食品添加物の一種）として添加したり，脱酸素剤を封入して保存したりすることが有効である。

3) トランス脂肪酸

　不飽和脂肪酸の二重結合には，シス（*cis*）型とトランス（*trans*）型の二つの異性体がある。天然に存在する不飽和脂肪酸の二重結合は通常シス型であるが，二重結合の一部がトランス型に変化している不飽和脂肪酸（トランス脂肪酸という）が含まれていることがある。シス型脂肪酸は炭化水素鎖がくの字に曲がっている。一方，トランス脂肪酸の立体構造は飽和脂肪酸に似ている。化学的性質も飽和脂肪酸に似ている。トランス脂肪酸の例として，オレイン酸のトランス異性体であるエライジン酸を図7-3に示す。

　トランス脂肪酸は，植物油に水素添加して製造する硬化油（ショートニング，マーガリン，ファットスプレッドなど）の製造時や油脂を脱臭工程で加熱するときにシス型二重結合の一部がトランス型に異性化してしまい，生成する。これらを原料に用いる洋菓子，パン，揚げものなどの食品で含有量が高い。

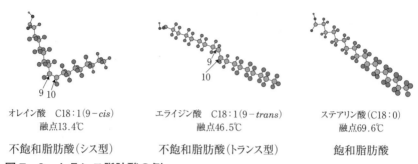

オレイン酸　C18:1(9-*cis*)　　　エライジン酸　C18:1(9-*trans*)　　　ステアリン酸(C18:0)
融点13.4℃　　　　　　　　融点46.5℃　　　　　　　　　融点69.6℃

不飽和脂肪酸(シス型)　　　　不飽和脂肪酸(トランス型)　　　　飽和脂肪酸

図7-3　トランス脂肪酸の例

　トランス脂肪酸の健康影響リスクが問題になったのは，トランス脂肪酸に LDL コレステロールの血中濃度を上げ，HDL コレステロールの血中濃度を下げる作用があることから，トランス脂肪酸を多くとり続けると冠動脈性心疾患のリスクを高めることが明らかになったからである。そのため，WHO はトランス脂肪酸の摂取量を総エネルギー比1％未満に抑えるよう勧告している。食品安全委員会の報告によると，日本人の1日当たりのトランス脂肪酸の推定摂取量は0.7～1.3g（1日当たりの総エネルギー摂取量の0.3～0.6％）であり，欧米人の摂取量よりも少ない。通常の食生活では，健康への影響は小さいとしている。また，食品中のトランス脂肪酸を低減すると飽和脂肪酸の含有量が増加する傾向があり，むしろ，脂質に偏った食事をして飽和脂肪酸を過剰摂取しないようにすることが必要であるとしている。

(2) 食品中の汚染物質

　食品中の有害物質は，次の二つに区分できる。

1. 食品残留物質：農薬のように有効性を期待して意図的に使用した物質が，使用後に食品中に残っている場合

　　例：残留農薬，動物用医薬品，飼料添加物，食品添加物
2. 汚染物質：ダイオキシンのように食品に意図せずに混入している有
　　害物質
　　例：カビ毒（マイコトキシン），ダイオキシン類，PCB（ポリ塩化ビ
　　　　フェニル），重金属，ヒ素，内分泌かく乱物質，放射性物質
　以下の節では汚染物質について述べる。食品残留物質については，第
8章で述べる。

1）カビ毒（マイコトキシン）

　カビは食品に着生して増殖する過程で様々な代謝産物を作り出す。抗
生物質などヒトに有用な物質を作るカビもあるが，ヒトや動物に有害な
物質を作り出すカビもある。カビが産生する代謝産物のうち，ヒトや動
物に有害な物質を総称してカビ毒またはマイコトキシンと呼ぶ。300種
類以上が報告されているが，食品衛生上問題になるカビ毒を表7-1に
示す。これらのカビ毒は，肝臓，腎臓，胃腸などに急性的または慢性的
な障害を与え，重症例では死亡する。また，強い発がん性を示すものも
ある。特に，アフラトキシンB_1は天然物中で最も強い発がん性を示す
物質であるといわれている。
　カビ毒には，食中毒細菌の毒素とは異なる次に挙げる特徴をもってお
り，この特徴がカビ毒による食品汚染にとって重要な点になる。
　カビ毒を産生するカビは土壌など自然界に広く分布しているので，食
品のカビ汚染をゼロにすることは極めて難しい。それだけに，農産物や
食品が生産される段階から収穫，貯蔵，流通，消費に至るまでの各段階
で食品を適切に管理することで，カビの汚染防止とカビの増殖防止，カ
ビ毒の産生阻止をする対策が重要である。農産物の輸出入では防カビ剤
を使用することもある。
　カビ毒は，一般的に理化学的に安定である。耐熱性もある。そのため，

124

表7-1　主なカビ毒

マイコトキシン		主な産生菌	主な汚染食品	予想される健康被害
アフラトキシン (B_1, B_2, G_1, G_2)		*Aspergillus flavus* *Aspergillus parasiticus* *Aspergillus nomius*	ナッツ類,トウモロコシ,米,麦,ハトムギ,綿実,香辛料	肝がん, 肝障害,免疫毒性
アフラトキシン M_1, M_2		同上	牛乳，チーズ	肝がん, 肝障害,免疫毒性
オクラトキシンA		*Aspergillus ochraceus* *Aspergillus carbonarius* *Penicillium verrucosum*	トウモロコシ,麦,ナッツ類ワイン, コーヒー豆, レーズン, ビール, 豚肉製品	腎障害, 腎がん 免疫毒性, 催奇形性
トリコテセン系	デオキシニバレノール	*Fusarium graminearum*	麦, 米, トウモロコシ	消化器系障害 免疫毒性, IgA腎症
	ニバレノール	*Fusarium culmorum*		
フモニシン		*Fusarium moniliforme*	トウモロコシ	肝がん（実験動物）
ゼアラレノン		*Fusarium graminearum* *Fusarium culmorum*	麦, ハトムギ, トウモロコシ	エストロゲン様作用
パツリン		*Penicillium expansum*	リンゴ, リンゴ加工品	脳・肺浮腫,消化器障害

（注）　アフラトキシンB_1とアフラトキシンM_1の化学構造は，図1-6を参照。
（出所）　有薗幸司編『健康・栄養科学シリーズ　食べ物と健康　食品の安全〔改訂第2版〕』（南江堂，2018年）

　カビは加熱や環境変化で死滅しても，カビ毒は食品中に残る。農産物や食品がカビ毒に汚染されると除去は困難であり，カビ毒による健康被害を防ぐには汚染した食品を廃棄するしかない。
　食品や飼料中のカビ毒に対しては，世界各国が規制値を設定しているが，国によって規制するカビ毒の種類と規制値に違いがある。
2）ダイオキシン類，PCB（ポリ塩化ビフェニル）
①　ダイオキシン類

　ダイオキシン類の構造を図7-4に示す。ベトナム戦争で米国軍がベトナムの熱帯雨林に大量散布した枯れ葉剤に不純物として混在して環境汚染とヒトの健康被害を引き起こしたことが，注目されるきっかけとなった。その後，ダイオキシン類が環境に拡散していることが世界的に大きな社会問題になった。ダイオキシン類の発生源は，農薬を製造する際の不純物，およびゴミを比較的低温で焼却したとき（800℃以上で焼却すれば発生しない）であった。日本では，ダイオキシン類による汚染

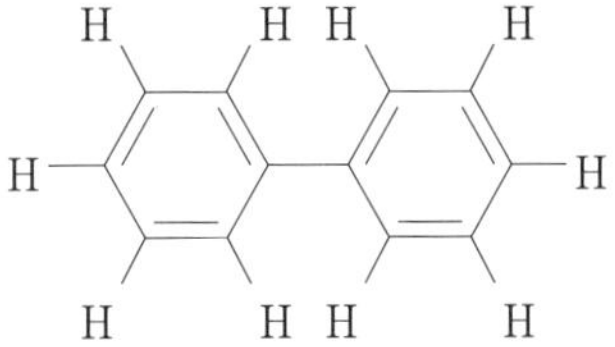

(1)～(3)の各構造式のいずれか1個以上の水素原子(H)が塩素原子(Cl)に置換した化合物を，
(1)　ポリ塩化ジベンゾ-パラ-ジオキシン(PCDD)
(2)　ポリ塩化ベンゾフラン(PCDF)
(3)　ポリ塩化ビフェニル(PCB)
と呼ぶ。結合する塩素の数と位置によって，多くの異性体・同族体が存在する。「ダイオキシン類対策特別措置法」では，これらのうち，(1)，(2)，およびコプラナーポリ塩化ビフェニル((3)の一部)を，ダイオキシン類と定義している（同法2条）。

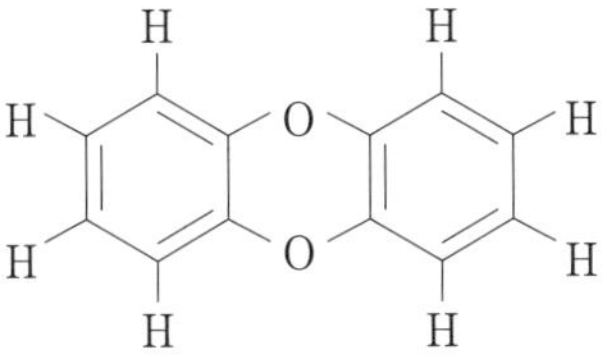

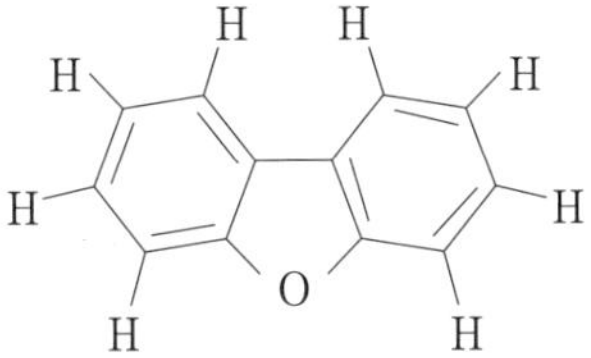

図7-4　ダイオキシン類

の防止とその除去のための法律「ダイオキシン類対策特別措置法」が
1999 年に制定された。この法律では,
・ダイオキシン類の耐容一日摂取量の設定
・ダイオキシン類の環境基準の設定
・規制対象施設からの排出基準値の設定
・排出量の削減目標量（数値目標）の設定
が規定され, 発生を抑制する措置がとられた。その結果, 食品からのダ
イオキシン類の摂取量が緩やかに減少している。

　ダイオキシン類は脂溶性であること, および環境中微生物によってほ
とんど分解されない難分解性物質であることから, 環境を広く汚染して
いる。そのため, 一般人の母乳, 血液, 脂肪組織からも検出されている。

　ダイオキシン類は, 結合する塩素の位置と数によって多くの異性体・
同族体が存在する化合物群である。一般的にこれらの混合物として存在
している。化合物によって生物学的影響が大きく異なる。そこで, 最も
毒性が強い 2,3,7,8－TCDD（図 7－5）を 1.0(基準) とし, 他のダイオ
キシン類の毒性の強さを 2,3,7,8－TCDD に対する相対的な毒性（毒性
等価係数, TEF）で表す方法を採用して, 各化合物の TEF と残留濃度
の積の合計値（毒性等量, TEQ）で混合物であるダイオキシン類の毒
性総量を評価している。

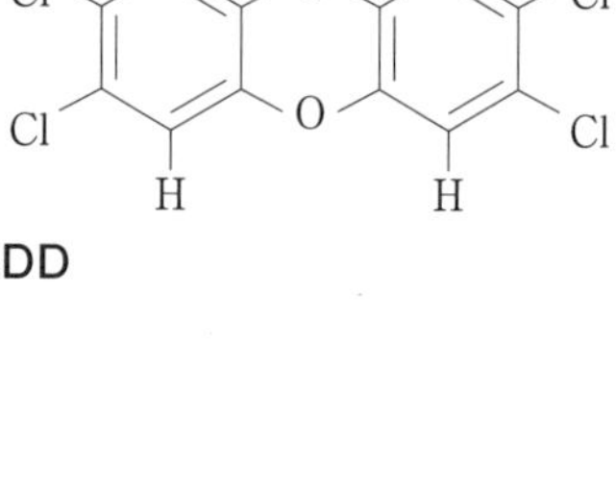

図 7－5　2,3,7,8－TCDD

ダイオキシン類は，致死作用，催奇形性，発がん性，免疫機能低下，エストロゲン様作用など様々な毒性を示す。ダイオキシン類の耐容一日摂取量（TDI）は4 pg TEQ/kg体重/日であるが，厚生労働省の調査（1998〜2018年度）では，日本におけるダイオキシン類の一日摂取量は1.75〜0.51（最大1.92）pg TEQ/kg体重/日であり，20年間で約70％減少した。摂取量の多くが魚介類からの摂取であった。一日摂取量はTDIを下回っていた。

② 　PCB（ポリ塩化ビフェニル）

　PCB（ポリ塩化ビフェニル）（図7−4(3)）は有機塩素化合物の一種であるが，化学的安定性，不燃性，高絶縁性，脂溶性，高粘着性などの特性があることから，電気変圧器やコンデンサーなどの電気製品の絶縁油，熱媒体，潤滑油，塗料・油性インクの溶剤，ノーカーボン複写紙など世界中で非常に広い工業用途に使われていた。これらの多くが使用後はゴミとして捨てられ，環境中に拡散した。PCBの「すぐれた特性」こそが，PCBを脂溶性，難分解性（環境中で分解されにくい），高蓄積性（生物体内に濃縮，蓄積しやすい）の非常にやっかいな環境汚染物質にしてしまった。環境中に拡散したPCBは，生物濃縮と食物連鎖によって生物体内に蓄積する。食物連鎖ピラミッドの上位生物ほど大量に摂取，蓄積していくことになる。

　日本では，1968〜69年に起こったカネミ油症事件をきっかけにして，1973年に「化学物質の審査及び製造等の規制に関する法律」（以下，化審法）が制定され，PCBの製造，輸入，使用が禁止された。その後，世界的にPCBの製造が中止になった。

　食品一般が広くPCBに汚染されていることが分かっている。母乳からも検出されている。化審法制定後，食品のPCB汚染は緩やかに減少しているが，海底土壌や生物に蓄積するとなかなか減少していかないの

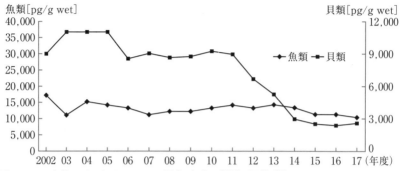

図7-6　生物におけるPCBの経年変化（幾何平均値）
出典：「平成30年度版化学物質と環境」（環境省）
（出所）　環境省　第27回PCB廃棄物適正処理推進に関する検討委員会　資料7「環
　　　　境中のPCB濃度の経年変化」（令和元年10月16日）

で，環境汚染物質のレベルが下がるには長い年月がかかる（図7-6）。食品衛生法により，食品中のPCB上限値（規制値）が規定されている。PCBのTDIが5μg/kg体重/日（50kg体重のヒトで250 μg/日）であるが，日本人の食品からのPCBの摂取量は4.3 〜 0.1μg/日（1977〜2003年）であり，TDIの1.7 〜 0.04%である。摂取量の多くが魚介由来である。

　PCBの慢性毒性としては，皮膚の黒褐色化，肝肥大，肝機能障害，免疫機能抑制などが知られている。

4. 汚染物質のリスク評価とリスク管理

(1) 汚染物質の許容量の設定
　食品にもともと含まれている有害成分の場合や環境汚染物質が食品に自然に混入してしまう場合には，混入を大幅に低減することが難しい，または避けられない。そのため，ヒトに健康被害を及ぼさない最大量を

見極め，そのレベル（許容レベル）以下であれば食品に含まれていても我慢して食品として流通させている。許容レベルは，動物実験データやヒトの疫学データを基にして設定される。動物実験では，試験物質を大量に与えて，そこで現れる毒性の種類とその強さを調べる。それを基に，ヒトに起こる可能性のある毒性の種類，特徴，強さを予測する。化学物質の摂取量と生物影響の間には用量－反応曲線の関係があるが，多くの物質では，閾値（これ以上曝露量（摂取量）が少なければ有害影響が認められていないといえる量）がある。この値を NOAEL（無毒性量）（第2章，第8章を参照）と設定する。しかし，ハザードの中には閾値が存在しないとされているものもある。遺伝毒性発がん物質がその例である。このような場合には NOAEL を決めることができない。そのため，別のリスク評価手法が開発されている（第5章を参照）。

　NOAEL が決まると，不確実係数（UF）を用いて耐容一日摂取量（TDI）を設定する（第2章を参照）。ただし，体内に比較的長くとどまる化学物質では，長期間の累積的な摂取量を管理する必要があるので，1週間当たりの摂取量を管理する。そのため，耐容一日摂取量（TDI）の代わりに，1週間当たりの摂取量は耐容週間摂取量（TWI）を用いる。

　なお，食品の有害成分や環境汚染物質の場合には，これらを算出する根拠となる毒性データが不十分なことが多い。不運にして被害にあってしまったヒトの疫学データを基にして，有害影響が出ないであろう用量を決めて，それに不確実係数（UF）を用いて安全基準値（食品中の許容上限濃度，規格値）を設定することも行われる。

(2) 汚染物質の許容量設定は厳しければよいとは限らない

　食品添加物や残留農薬のように意図的に使用するものであれば，十分に大きな UF を設定して，摂取量の多い集団であっても基準値を超えな

130

いように使用基準を設定する（第8章を参照）。しかし，食品に意図せずに混入してしまう汚染物質の安全基準値は，厳しければよいとは限らないことを述べる。

　日本の安全性評価機関である食品安全委員会とEUの安全性評価機関であるEFSA（欧州食品安全庁）は，カドミウムによるヒトの健康被害データを用いてカドミウムのTWIを設定したが，同一のデータを用いていながら，異なるTWIを設定した（図7-7）。そこで採用しているUFも，食品安全委員会は2，EFSAは4であり，通常の10（第2章を参照）を採用していない。日本もEUもUF10を採用したくても採用で

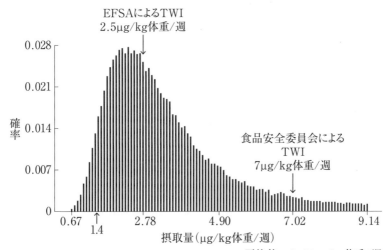

図7-7　日本人のカドミウム摂取量の分布
（出所）　食品安全委員会「食品からのカドミウム摂取の現状に係る安全性確保について」（2008年7月）

きなかったのである。もしも食品安全委員会が UF10 を採用して TWI を設定したとすると TWI が 1.4μg/kg 体重 / 週となり，ほとんどの日本人のカドミウム摂取量が TWI を超えてしまうことになる。摂取量を TWI 以下にするためには，食品の摂取量を減らすしかなく，多くの食品が食べられなくなってしまう。

　日本は火山国であり，土壌中のカドミウム含量が比較的高いうえ，海産物にも多く含まれているものがある。そのため，EU 域と比べて日本の方が食品由来のカドミウム摂取量が多い。日本の食生活環境ではカドミウム摂取量を減らすことは簡単ではない。現実の基準値設定では，現実に即したある種の政治的配慮がなされる場合がある。そのため，日本の TWI は EU の TWI よりも高い値になっている。

　なお，政治的配慮があったとしても，TWI には UF2 は確保されているので，安全側に余裕があり，摂取量が TWI を超えたからといって直ちに悪影響が出るというものではない。国内産米を食べ続けていたためにカドミウム中毒症状が表れた健康被害が報告されていないことからも，そのことが理解できるであろう。

参考文献・参考資料

1.　中村好志・西島基弘編著『食品安全学〔第 2 版〕』（同文書院，2010 年）
2.　有薗幸司編『健康・栄養科学シリーズ　食べ物と健康　食品の安全〔改訂第 2 版〕』（南江堂，2018 年）
3.　那須正夫・和田啓爾編『食品衛生学「食の安全」の科学〔改訂第 2 版〕』（南江堂，2011 年）
4.　畝山智香子『「安全な食べもの」ってなんだろう？　放射線と食品のリスクを考える』（日本評論社，2011 年）
5.　畝山智香子『ほんとうの「食の安全」を考える―ゼロリスクという幻想』（化学

132

同人，2009年)
6. 食品安全委員会ホームページ　http://www.fsc.go.jp/
　履修者には，「食品の安全性に関する用語集」「消費者向け情報」「e－マガジン【読み物版】」が有用である。

学習課題

1　人類の長い食経験によって，そのまま食べると健康に悪影響を与えるが，調理加工することで安全性が向上して「食品」としている例を考えてみましょう。
2　適量の摂取量であれば健康維持に有用であるが，過剰摂取すると健康に有害影響を与える食品成分を考えてみましょう。
3　PCBによる環境汚染が世界的に広がっていたことが分かったことをきっかけにして，残留性有機汚染物質（POPs）を規制する国際条約（ストックホルム条約）が採択されました。この条約で規制されていることを調べてみましょう。

8 | 食品に意図的に使用する物質

山﨑　壮

《**目標＆ポイント**》　食品添加物，農薬，動物用医薬品など食品に意図的に使用する物質のリスク評価とリスク管理について解説する。食品に意図せずに混入する汚染物質のリスク評価とリスク管理との共通点と相違点にも触れる。
《**キーワード**》　リスク評価，許容一日摂取量（ADI），リスク管理，使用基準，残留基準，ポジティブリスト制

1.　食品に意図的に使用する物質とは

　食品の製造から消費までの過程で，目的をもって意図的に使用される物質としては，農薬，動物用医薬品，飼料添加物，食品添加物が挙げられる。使用することで効果が期待できるが，過剰量の使用や不適切な使用はヒトへの健康影響が懸念される物質なので，原則として，国が物質ごとに有効性と安全性の評価を行ったうえで，食品に残存する量の上限値を設定して，その物質が使用された食品を摂取することによってヒトへの健康影響が表れることがないように管理している。

2.　食品に意図的に使用する物質のリスク評価

(1)　リスク評価とリスク管理の役割分担

　日本では，農薬，動物用医薬品，飼料添加物，食品添加物の食品中の残存のリスク評価を食品安全委員会が行う。リスク評価方法（食品安全

委員会では「食品健康影響評価指針」と呼んでいる）が公表されている。

　リスク評価の基本的考え方と評価手順は，これらの物質すべてでほぼ共通なので，次節では食品添加物を例にして説明する。

　一方，食品に意図的に使用する物質のリスク管理については，農薬，動物用医薬品，飼料添加物の有効性と適正利用方法は農林水産省が，食品中の残存は厚生労働省が，それぞれ管理する。食品添加物の有効性と適正利用方法は厚生労働省が管理する。

(2) 食品に意図的に使用する物質のリスク評価の考え方と評価手順
―食品添加物を例にして

　食品添加物は，国が許可した物質しか販売と使用ができない。企業が新たな物質を食品添加物として販売・使用するためには，企業は国が指定した資料を揃えて国に申請する。この行為を「指定要請」という。国は指定要請を受けると，厚生労働省が食品安全委員会にリスク評価を依頼する。

　1）食品安全委員会が行うリスク評価手順の概要
　　① 化学的安全性の評価
　　　評価対象物質（食品添加物製品）に含まれる主成分と不純物が明らかになっているか，その結果に基づいて成分規格案が作成されているかを評価する。
　　② 安全性に関する試験結果の評価
　　　指定要請に必要な安全性試験を表8-1に示す。
　　　毒性試験では，評価対象物質を実験動物，微生物，培養細胞に大量に与えて，毒性の有無とその強さを調べる。体内動態試験では，実験動物に試験物質を与えたときの吸収，体内分布，代謝，排泄を調べる。提出された試験結果から，ヒトに起こる可能性の

ある毒性の種類，特徴，強さを予測する。

③　実験動物に有害影響が現れない量を求める

　　毒性試験と体内動態試験の結果から，実験動物に有害影響が現れない量（無毒性量，NOAEL，No‒Observed‒Adverse‒Effect Level）を求める。

表8‒1　食品添加物の新規指定要請に必要な安全性試験

試験の種類	評価事項
28日間反復経口投与毒性試験（亜急性毒性試験）	実験動物に28日間繰り返し与えて生じる毒性
90日間反復経口投与毒性試験（亜急性毒性試験）	実験動物に90日間以上繰り返し与えて生じる毒性
1年間反復経口投与毒性試験（慢性毒性試験）	実験動物に1年以上の長期間にわたって与えて生じる毒性
発がん性試験	実験動物にほぼ一生涯にわたって与え，発がん性の有無
生殖毒性試験（繁殖試験）	実験動物に二世代にわたって与え，生殖機能や新生児の生育に及ぼす影響
出生前発生毒性試験（催奇形性試験）	実験動物の妊娠中の母体に与え，胎児の発生，発育に及ぼす影響
遺伝毒性試験（変異原性試験）	細胞の遺伝子や染色体への影響
アレルゲン性試験（抗原性試験）	実験動物でアレルギーの有無
一般薬理試験	生体の機能に及ぼす影響，主に薬理学的手法を用いて調べる
体内動態試験	吸収，分布，代謝および排泄等，体内動態

（注）　食品のリスク評価に関する用語解説が以下のウェブサイトに掲載されている。食品安全委員会の「食品の安全性に関する用語集」（https://www.fsc.go.jp/yougoshu.html）

④ ADI（許容一日摂取量，Acceptable Daily Intake，一日許容摂取量ともいう）を設定する。

⑤ 使用基準案の評価

食品添加物として使用された場合の日本人の推定一日摂取量がADIを超えないことを確認する。推定一日摂取量がADIを超える懸念がある場合には，適切な使用制限（使用できる食品の種類，使用量の上限）が設定されていることを確認する。

⑥ 食品添加物の安全性を総合評価

2）NOAELの設定

化学物質による有害な生体影響は，一般的には図8-1のように，摂取量が増加すると増加するが，曝露量（摂取量）がある値以下の時には有害な生体影響が認められず，その量を超えると有害な生体影響が認め

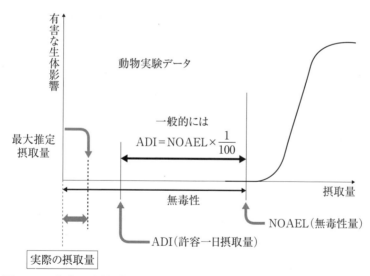

図8-1　有害な生体影響とADIの関係（閾値がある場合）

られる場合がある。生体影響が認められない最大量を閾値^{いきち}という。

　リスク評価では，実験動物による毒性試験において被検物質投与群が対照群と比べて生体影響が認められた場合，その影響が有害であるか否かを判定する。したがって，生体に影響が認められない閾値である「無作用量（NOEL：No − Observed − Effect Level）」ではなく，有害な影響が認められない閾値である「無毒性量（NOAEL）」が安全性評価に使われる。

　表 8 − 1 に示したように，一つの物質について複数の毒性試験が行われる。一つの物質のある生物種に対する用量 − 反応曲線は，臓器・組織ごとに表れる反応・症状が異なるのが一般的である。そこで，一つの試験で複数の有害影響が認められた場合には，有害影響の中で最も低いNOAEL をその試験の NOAEL とする。さらに，複数の動物試験で得られた複数の NOAEL の中で最も低い値をその物質の NOAEL とする。言い換えれば，最も感受性の高い動物実験結果を採用して NOAEL を決めている。食品安全委員会で食品添加物ネオテーム（高甘味度甘味料）のリスク評価の NOAEL 設定の具体例を図 8 − 2 に示す。三つのNOAEL の中で最も低い値 96.5mg/kg 体重 / 日をネオテームの NOAELとしている。

3）ADI の設定

　ADI とは，ヒトがある物質を一生涯にわたって毎日摂取し続けても，現在の科学的知見から見て健康を損なうおそれがないと推定される量を指す。通常，体重 1kg 当たりの物質量（mg/kg 体重 / 日）で表す。ADIを設定する際には，NOAEL から以下のように求める。

$$ADI = \frac{動物実験から得られた無毒性量（NOAEL）}{安全係数（SF：Safety\ Factor）}$$

　安全係数には，長年の経験に基づいて国際的に 100 が採用されること

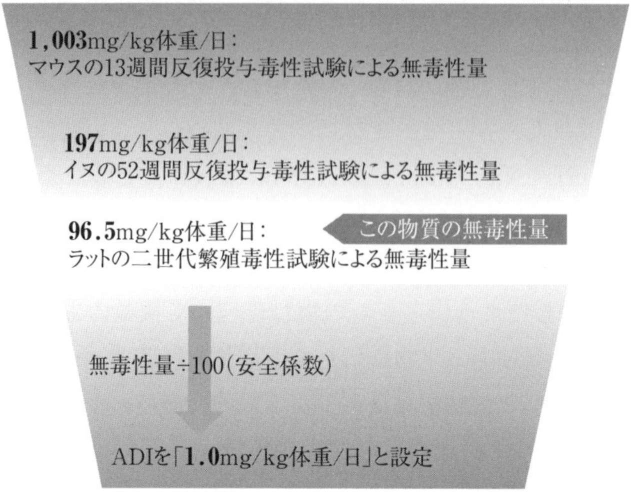

図8-2　ネオテームの ADI 設定
(出所) 「食品安全委員会季刊誌　食品安全」Vol.15，2007 年，p3

が一般的である。その理由は次のように説明されている。

　　　安全係数 100 ＝実験動物とヒトとの感受性の違い（種差）10

　　　　　　　　　　　×ヒトの年齢や性別などによる個人差（個体差）10

　ただし，根拠とした毒性試験データが十分でない場合や強い毒性が懸念される場合には，100 より大きい数値を安全係数に採用することがある。

　最も感受性の高い動物実験結果（最も低用量で発現が認められた有害性）を採用して NOAEL を決めているので，その値に安全係数 100 を用いて設定した ADI には，安全側に十分に大きな余裕をもたせていると考えられている。したがって，ADI は，摂取量が長期的にこの値以下であれば健康影響がないであろうと考えられる「安全目安量」と見な

すことができる。

　なお，閾値が存在しないと考えられる物質に対しては ADI を設定できない。したがって，遺伝毒性発がん物質（第 5 章を参照）には閾値が存在しないと考えられており，ADI を設定できない。一方，非遺伝毒性発がん物質（第 5 章を参照）には閾値が存在すると考えられているので，ADI が設定されている。

　食品安全委員会における食品添加物の評価では，ADI を設定せずに，「ADI を特定する必要はない（食品添加物として適切に使用する限りにおいては，安全性に懸念がないと考えられる場合）」と「ADI を設定できない（いくら微量の摂取であってもヒトへの健康影響のおそれがあり，食品添加物として安全に使用できないと考えられる場合）」の文言が使われることがある。

4) ADI と TDI の使い分け

　ADI は，食品の生産過程で意図的に使用する化学物質（食品添加物，残留農薬など）に使われる。食品中に意図せずに混入している有害化学物質（重金属，カビ毒など）を経口摂取する場合には，ADI の用語を使わない。代わりに，人がある物質を一生涯にわたって毎日摂取し続けても，現在の科学的知見から見て健康を損なうおそれがないと推定される量として，1 日当たりの耐容摂取量を耐容一日摂取量（TDI；Tolerable Daily Intake）の用語を用いる。また，安全係数（SF）の代わりに不確実係数（UF；Uncertainty Factor）の用語を用いる。ADI と TDI，SF と UF は，それぞれほぼ同じ概念である。

5) 摂取量の推定

　日本では，食品添加物の全国的な摂取量調査が継続的に行われている。調査方法は主としてマーケットバスケット方式が採用されている。近年は，マーケットバスケット方式による調査が毎年品目を変えて行われる

とともに，食品添加物の生産・流通量調査に基づく摂取量調査が３年に
１回行われている。調査結果は食品添加物の使用基準案を作成する際の
基礎資料となる。また，すでに使用されている食品添加物の摂取量が
ADI の範囲内にあることを確認している。

(3) 評価対象物質の摂取量・曝露量と ADI・TDI との関係

　ADI・TDI は，摂取量（曝露量）が長期的にこの値以下であれば健
康影響がないであろうと考えられる「安全目安量」と見なすことができ

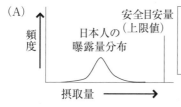

食品に意図的に使用する物質では，摂取量分布
がADI(安全目安量)より十分に低いレベル
(ADIの1/100以下)になるように使用基準を設
定して摂取量をコントロールできる

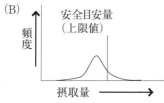

食品に意図せずに混入している汚染物質では，
水銀やカドミウムのように，摂取量(曝露量)分
布がTDI (安全目安量)に近いレベルにある場
合がある。一部の人は，曝露量が安全目安量を
超えてしまう（図7－7参照）。

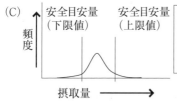

カロリー，脂肪，ビタミン，ミネラルなどの食品成分
では，摂取量が多過ぎても少な過ぎてもリスクがあ
る。摂取量の上限値と下限値の差は狭く，安全係
数10を確保することは不可能である

図8－3　安全目安量と食品成分の摂取量（曝露量）分布との関係
（出所）　畝山智香子『「安全な食べもの」ってなんだろう？　放射線と食品のリス
　　　クを考える』（日本評論社，2011 年）を改変

る。

　食品に意図的に使用する物質の場合には，使用制限を設定することで摂取量分布を意図的に管理できる。そのため，NOAEL の 1/100 を ADI に設定しても摂取量分布が ADI（安全目安量）よりも十分に低いレベルになるようにすることが可能である（図 8-3(A)）。一方，食品に意図せずに混入している有害汚染物質の場合には，TDI（安全目安量）が摂取量分布と近い，または重なっていることがある（図 8-3(B)）。有害汚染物質は一般食品に含まれているので，一般食品の摂取量を簡単に減らすことができないことが多いため，摂取量分布を低くすることが難しい。栄養成分では，摂取目安量の上限値と下限値が設定されており，これらが「安全目安量」になる。一般に、摂取目安量の上限値と下限値の差が小さく，上限値も下限値も摂取量分布のすぐ近くにある（図 8-3(C)）。

3.　食品に意図的に使用する物質のリスク管理

(1)　食品添加物のリスク管理

1）食品添加物の分類

　食品添加物は，日本を含めて世界中で，国が許可した物質だけが使用できる制度（ポジティブリスト制度）を採用している。日本では，食品衛生法で指定した物質だけが食品添加物として使用を許可される（指定制度）。この制度で認められた添加物を通常「指定添加物」と呼ぶ。日本で使用できる食品添加物には，①指定添加物（466 品目，2020 年 6 月 18 日改正まで）に加えて，歴史的経緯から，指定添加物以外の，②「既存添加物」（357 品目，2020 年 2 月 26 日改正まで），③「天然香料」，④「一般飲食物添加物」がある。①には，合成添加物と天然添加物の両方が含まれるが，②～④はすべて天然添加物に属する。

　合成添加物と天然添加物の区別は，製造方法による区分であり，天然

に通常存在する物質か否かとは別の概念である。

合成添加物：化学的合成法で製造された食品添加物

天然添加物：化学的合成品以外の食品添加物

　たとえば，アスコルビン酸（ビタミンＣ）は，野菜や果物などに広く存在する天然物であるが，食品添加物製品のアスコルビン酸はすべて化学合成法で製造されているので，合成添加物に区分される。両者は生体内での作用に区別はない。Ｌ－アスパラギン酸は微生物発酵法で製造されるので天然添加物に区分されるが，その水溶性を高めるためにアルカリ剤を加えてＬ－アスパラギン酸ナトリウムにすると合成添加物に区分される。Ｌ－アスパラギン酸とＬ－アスパラギン酸ナトリウムも，生体内での作用に区別はない。

2）成分規格と使用基準

　食品添加物の安全性と品質を確保するために，食品添加物の規格基準が設定されている。

　「規格」とは成分規格である。ほぼすべての指定添加物と一部の既存添加物について，食品衛生法に基づき，国の成分規格が設定されている。

　ただし，一般飲食物添加物と天然香料は指定制度の適用除外であり，原則として国として有効性・安全性審査と成分規格・使用基準設定を行わないことになっている。

　「基準」とは，食品添加物の製造，使用，保存，表示に関する基準である。必要に応じて食品添加物の品目ごとに，あるいは対象となる食品ごとに設定されている。そのうちの「使用基準」は，食品添加物を安全に使用するため（例：殺菌剤，漂白剤，保存料），および食品の粗悪な品質をごまかすために食品添加物を使用させないため（例：生鮮食品，海藻乾物に着色料で着色する）に設定された使用制限である。その食品添加物を使用できる食品の種類，使用目的，使用方法，食品への使用量

または食品中の残存量などが規定されている。

　基準または規格が定められたときは，それに合わない食品添加物を製造，販売，使用することや，それに合わない食品添加物を使用して製造した食品を販売，輸入することが禁止されている。たとえ健康被害が予測されなくても，国内流通が認められない。回収義務もある。

3）既存添加物の安全性確認と品質規格の設定

　1995年の食品衛生法改正の際に，それまでに流通実態のあった天然添加物を「一般飲食物添加物」と「天然香料」と「既存添加物」の三つのグループに分類した。「一般飲食物添加物」と「天然香料」は食経験が十分にあると考えられ，安全性に問題はないとして，国は安全性確認と成分規格作成を行わない。一方，「既存添加物」は，国により流通実態調査と安全性確認，および品質規格の設定が進められている。その過程で，ラットの肝臓と腎臓に対する発がん性が認められ，ヒトの健康を損なうおそれがあると認められたアカネ色素が消除[1]された。また，流通実態が確認できない品目が消除されている。

(2) 農薬，動物用医薬品，飼料添加物のリスク管理

1）農薬の登録制度と使用に関する基準

　我が国の農薬はすべて，農薬取締法と食品衛生法に基づき管理されている。農薬の使用については，農林水産省が管理している。農薬もポジティブリスト制度が採用されている。農薬の製造業者が国に申請して，審査を経て許可された農薬（登録農薬）のみが製造，輸入，販売，使用できる。この制度を「農薬登録制度」という。農薬には，食品への残留が基準値以下になるように，また農薬使用者の安全を守るために，農薬使用者が守るべき使用基準（使用方法）が規定されている。さらに，農薬による環境汚染を防止するために，環境省が環境保護に関する基準（登

1　既存添加物の品目名が収載されている名簿「既存添加物名簿」から削除され，食品添加物としての流通，使用が禁止されること。

録保留基準）を設定して，登録農薬の使用を管理している。

2）農薬の種類（用途別分類）

　農薬の使用目的による分類を表8-2に示す。

　表に挙げた農薬以外に，海外では収穫後に使用される農薬（ポストハーベスト農薬）がある。農産物の収穫後の貯蔵・輸送においてカビや害虫を防ぐために使用される。日本では，一部のくん蒸剤を除き，収穫後に農薬を使うことが認められていないが，輸入かんきつ類の輸送中の防カビ目的でポストハーベスト農薬を使用せざるをえない。そこで，日本では防カビ目的で使用するポストハーベスト農薬を食品添加物として指定して管理し，食品添加物としての使用基準（使用できる食品と食品中の残存上限量）を設定している。

3）動物用医薬品，飼料添加物の指定制度と使用に関する法規制

　動物用医薬品にも飼料添加物にも，ポジティブリスト制度が採用されている。国が許可した物質だけが使用できる。

　家畜や養殖魚等の病気の治療や予防の目的に使用される医薬品（動物

表8-2　農薬の種類（用途別分類）

種類	目的・効果
殺虫剤	農作物を害する害虫を防除
殺菌剤	農作物や果樹に発生するカビや細菌を防除
除草剤	農作物の生長を害する雑草を防除（枯らす，発芽抑制）
殺鼠剤	農作物を食い荒らす野ねずみを駆除
植物生長調整剤	農作物の発根や着果を促進または抑制
忌避剤	樹木の新苗や樹皮を野生動物の食害から守る
その他	誘引剤，展着剤（農薬が植物や害虫に付着しやすくする，あるいは浸透しやすくする薬剤）など

用医薬品）は，「医薬品，医療機器等の品質，有用性及び安全性の確保に関する法律」（旧名称：薬事法）に基づき，製造，販売，使用方法が管理されている。飼料添加物は，飼料の品質低下の防止や飼料の栄養成分の補給などを目的として飼料に添加する物質であるが，「飼料の安全性の確保及び品質の改善に関する法律」に基づき農林水産大臣が指定したものだけが使用できる。それらの多くの品目は食品添加物としても指定されている。

4) 動物用医薬品，飼料添加物の種類

　動物用医薬品の種類を表8-3に示す。動物用医薬品については，食品への残留が基準値以下になるように，使用者が守るべき使用基準（使用方法）が規定されている。

　飼料添加物には，食品添加物と同様な用途の物質に加えて，動物用医薬品である合成抗菌剤と抗生物質も含まれている。

5) 農薬，動物用医薬品，飼料添加物の残留基準

　農薬，動物用医薬品，飼料添加物の食品への残留については，厚生労働省が食品衛生法に基づいて管理している。

6) 農薬等へのポジティブリスト制度の導入

　2005年までは，一部の農薬にしか残留農薬基準が設定されていなかった。残留基準のある農薬については基準値を超えた食品の流通・販売が

表8-3　動物用医薬品の種類（薬効別分類）

種類	目的・効果
合成抗菌剤	細菌感染症の治療
抗生物質	細菌感染症の治療
ホルモン剤	家畜の成長促進，肉質の改善，飼料効率の改善
寄生虫用剤	寄生虫感染の予防または治療

禁止されたが，残留基準が設定されていない農薬や農産物は規制の対象外であった。国内外で多くの農薬が使用されているにもかかわらず，残留基準が設定されていない農薬が食品から検出されても，その食品の販売を禁止することはできなかった。このように，禁止するものだけを指定する方式をネガティブリスト制度という。

その後食品衛生法が改正されて，2006 年からは，農薬，動物用医薬品，飼料添加物を「農薬等」として一括してポジティブリスト制度が導入された。農薬等のポジティブリスト制度では，残留基準が定められている農薬をポジティブリストに掲載し，このリストに掲載されている農薬以外は食品中の農薬等の残留を禁止する制度である。ポジティブリストには，農薬等ごとに，かつ個別の農畜水産物や食品ごとに残留基準が設定されている（一つの農薬でも食品ごとに残留基準値が異なる）。残留基準は，食品安全委員会が農薬等のリスク評価を行い，ヒトが摂取しても安全と評価した量の範囲で，食品ごとに設定されている。現在世界中で使用されている農薬等のうち食品への残留を認めたものだけに残留基準値を設定し，この値以下であれば食品の流通を認めるとした。それ以外の農薬については，「ヒトの健康を損なうおそれのない量」として 0.01ppm（食品 1kg 当たり，農薬等が 0.01mg 含まれる濃度）を基準値とする「一律基準」を新たに設定し，この値を超えて農薬等が検出された場合には，輸入や販売を禁止することになった。これにより，無登録農薬が一律基準を超えて食品に残留することを規制できるようになった。

この新しい制度は，すべての食品に適用されている。生鮮農産物以外にも，畜水産物，加工食品も対象となる。

なお，農薬等として使用された物質が食品中に残留したとしても，「人の健康を損なうおそれのないことが明らかであるもの」が，農薬等のポジティブリスト制度の対象外物質に指定されている。ミネラル類，アミ

ノ酸類，ビタミン類等が指定されている。

7) 食品中の残留農薬等の摂取量調査

　国では，輸入品および国産品における農薬等の残留実態調査（モニタ
リング調査）を実施して，国民が日常の食事を通じてどの程度の農薬等
を摂取しているかの実態調査を続けている。平成 29 年度食品中の残留
農薬等の一日摂取量調査結果では，いずれかの食品群において 45 の農
薬等が検出されたが，推定された平均一日摂取量（μg/人/日）の対
ADI 比は 0.000 〜 0.907％の範囲であった。いずれの農薬等も，推定さ
れた平均一日摂取量は ADI と比較して十分に低く，国民が一生涯にわ
たって毎日摂取したとしても健康に影響を生じるおそれはないものと考
えられると結論している。

参考文献・参考資料

1.　西島基弘・山本茂貴編著『新版食品衛生学』（建帛社，2013 年）
2.　公益財団法人日本食品化学研究振興財団ホームページ　https://www.ffcr.or.jp/
　index.html
3.　第 7 章の参考文献

学習課題

　1　合成添加物よりも天然添加物，合成着色料・合成保存料の不使用，
　　食品添加物無添加が消費者に好まれるのはなぜなのかを考えてみま
　　しょう。
　2　農薬の適正使用による農家と消費者の利点と残留農薬による健康
　　影響の懸念を比較しながら，農薬の利点とリスクを考えてみましょう。

9 | 健康食品の安全性と適正利用

山崎　壮

《**目標＆ポイント**》　健康食品の普及に伴い，健康食品による健康被害が多発している。食品と医薬品の違い，保健機能食品の制度，いわゆる健康食品の健康被害について解説する。そのうえで，健康食品による健康被害の未然防止と健康食品の正しい使い方を理解できることを目指す。

《**キーワード**》　健康食品，サプリメント，特定保健用食品，栄養機能食品，機能性表示食品，虚偽誇大表示，不当表示，多剤摂取，ハイリスクグループ，健康被害

1. 健康食品とは

(1) 健康食品とは

　食品の機能には，①栄養機能（栄養素の働き），②嗜好機能（おいしさ），③生体調節機能（健康の維持増進に役立つ働き）があるが，生体調節機能が有効に発現するように設計された食品が「機能性食品」と呼ばれるようになった。食品の生体調節機能は，効果は緩慢であるが，少しずつ健康な方に近づけていく，または病気を予防するといえる。したがって，短期間での効果を期待することは無理である。たとえば，日常の軽い運動を長く続けることによる健康維持効果のようなものである。

　「機能性食品」とは別に，「健康食品」の名称も広く使われている。健康食品とは，通常の食品よりも健康の維持増進に役立ちそうなイメージを与える食品全般を指している。しかし，法的定義や学術的定義がある

名称ではない。製造方法も利用形態も様々である。従来から健康によい
食材として食べられている普通の食品がある。また，錠剤・カプセル剤
の形態をした食品もある。

　「サプリメント」の名称もよく使われる。もともとは米国のダイエタ
リーサプリメント（dietary supplements）の略語であり，主にビタミン，
ミネラル，アミノ酸，その他日頃不足しがちな栄養成分を補助する食品
を指すが，我が国において法的な定義はない。錠剤・カプセル剤の形態
が主流である。サプリメントもいわゆる健康食品に含まれる。

　本章では，保健機能食品といわゆる健康食品を併せて取り上げる。

(2) 医薬品，健康食品，通常の食品の違い

1) 医薬品と食品（健康食品を含む）の違い

　典型的な食品と典型的な医薬品（西洋医薬）の特徴を比べてみよう。
医薬品は，明確な生理作用（薬理効果）を期待して利用する。一方，典
型的な食品は，栄養効果が期待できるが，通常の摂取量であれば薬理効
果（生理作用）も生理作用による副作用もほとんど現れない。しかし，
健康食品の場合には，特定成分を濃縮したエキスを配合した製品が一般
的であり，特定成分の大量摂取により通常の食品よりも強い効果が得ら
れるかもしれないが，摂取量が多くなると健康被害が起こるリスクも高
くなる。

　製品の形状では食品と医薬品を区別することはできない。かつては医
薬品でのみ認められていた錠剤・カプセル剤の形状が食品でも認められ
るようになった（2001 年）ので，健康食品では錠剤・カプセル剤の形
状の製品が広く流通している。

2) 医薬品と健康食品の違い

　健康食品（機能性食品）は健康の維持増進機能を期待する食品なので，

食品の範疇に入るとはいえ，通常食品と医薬品の中間に位置していると
いえる。医薬品，保健機能食品，いわゆる健康食品の三者には違いがあ
る（表9-1）。

表9-1　医薬品，保健機能食品，いわゆる健康食品・サプリメントの違い

	医薬品	保健機能食品	いわゆる健康食品
対象者	病人	健常者 健康が気になる人	健常者 健康が気になる人
利用環境	・医師，薬剤師の管理下で服用 ・適用症，用法・用量が決まっている（国が審査・承認）	・消費者の自己判断で製品を選択・利用 ・摂取目安が示されてはいるが，利用方法は自由	・消費者の自己判断で製品を選択・利用 ・摂取目安が示されてはいるが，利用方法は自由
薬理効果	・効果の切れ味がよい	・ないか，非常に弱い ・複数成分の複合作用	・ないか，非常に弱い ・複数成分の複合作用
副作用	・強い場合が多い ・若干のリスクは容認	・ないことが前提 ・安全性が最優先	・ないことが前提 ・安全性が最優先
製品の品質	・有効分，含量：明確 ・国が品質規格を管理 ・一定の品質の製品が製造・流通	・有効成分，量：ある程度明確 ・国が品質規格を管理(注1)，（注2) ・品質管理方法を国に届出（注3)	・有効成分，量：不明確 ・同じ有効成分の製品でも，製品ごとに含有量や原材料が異なり，品質は様々
有効性と安全性の科学的根拠	・患者を対象にした大規模なヒト試験	・健常者を対象にした小規模なヒト試験（注1) ・これまでの栄養学の多くの知見（注2) ・研究レビューまたは健常者を対象にした小規模なヒト試験（注3)	・不十分な製品がほとんど ・実験動物や *in vitro* 試験のみの製品もある ・健常者を対象にした小規模なヒト試験を行っているのはごくわずか

（注1)　特定保健用食品
（注2)　栄養機能食品
（注3)　機能性表示食品

2.　保健機能食品

(1)　食品の機能性表示制度

　一般食品は，食品がもつ健康の維持増進に寄与する機能を表示することができない。しかし，食品成分には一定の健康の保持増進に寄与する機能があることが科学的に明らかになり，優良な機能性食品を普及させることが国民の健康増進に有用であるとの観点から，国は「保健機能食品」の制度を創設した。「保健機能食品」に該当する食品にのみ，例外的に食品成分の健康維持増進機能を表示することを認めた。つまり，「保健機能食品」とは，健康の維持増進機能の表示を認める食品表示制度の一つなのである。

　保健機能食品と一般食品，医薬品との関係を図9-1に示す。

1)　特定保健用食品

　健康食品のうち，国が有効性と安全性を保証している食品が，特定保健用食品と栄養機能食品である。

　特定保健用食品（トクホ）は，事業者からの申請によって国が個別製品ごとに科学的な根拠に基づいて有効性と安全性および製品の製造と品質の管理について審査を行って，特定の保健の目的が期待できる旨の表示が許可された食品である。有効性と安全性の科学的根拠としてヒト試験が必須となっている。事業者は，許可を受けた製造方法，品質，表示内容に従って製品を製造・販売する。

2)　栄養機能食品

　栄養機能食品は，栄養成分（ビタミン，ミネラルなど）を摂取するために利用される食品である。1日当たりの摂取目安量に含まれる栄養成分量が規格基準の下限量と上限量の範囲内にあり，栄養成分ごとに国が定めた機能表示とその栄養成分を摂取するうえでの注意事項を表示すれ

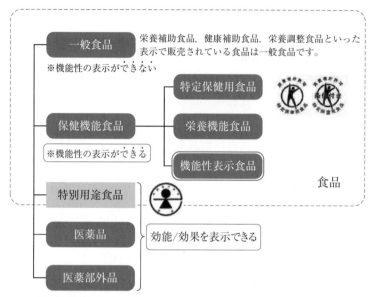

図 9－1　保健機能食品と一般食品の違い
（出所）　消費者庁「「機能性表示食品」って何？」を一部改変

ば，事業者は国の許可申請や届出なしに製造・販売することができる。

　指定されている栄養成分は，ビタミン13種類（ナイアシン，パントテン酸，ビオチン，ビタミンA，ビタミンB_1，ビタミンB_2，ビタミンB_6，ビタミンB_{12}，ビタミンC，ビタミンD，ビタミンE，ビタミンK，葉酸）とミネラル13種類のうちの6種類（亜鉛，カリウム，カルシウム，鉄，銅，マグネシウム）とn－3系脂肪酸である。これらは，いずれも日本人の栄養摂取基準が定められている。

3）機能性表示食品

　機能性表示食品は，2015年に創設された制度である。国が示したガイドラインに沿って事業者が自らの責任で有効性（機能性）と安全性の

科学的根拠があると判断すれば，それらの科学的根拠，製品パッケージの表示内容，製品の製造と品質の管理，健康被害の情報収集方法などを消費者庁に届け出ることで，健康の維持増進の機能性を表示できる。国は届出製品の根拠資料の信頼性を個別審査しない点が，特定保健用食品とは異なる。

　機能性表示食品は国の審査を必要とせず，かつ費用と時間がかかるヒト試験が必須ではない。すでに報告されている機能性成分に関する研究論文および食経験と安全性試験に関する情報から得られた知見を整理したもの（研究レビュー）も根拠資料として認められている。研究レビューの作成は，ヒト試験と比べて費用と時間がかからない。そのため，企業にとっては参入しやすい制度になっている。それを反映して，届出件数は，2015 年の発足から 4 年後には，1991 年にスタートした特定保健用食品の許可件数を超えている。

　いわゆる健康食品の多くが利用者の体験談中心の宣伝であり，ヒト試験による有効性を示していないのに対して，機能性表示食品では機能性成分の有効性と安全性に関する研究論文や科学的知見を事業者が示している。いわゆる健康食品よりも有効性の根拠が信頼できる製品を消費者が選択できる制度といえる。

　なお，事業者からの届出情報はすべて消費者庁のウェブサイト「機能性表示食品について」（2020 年 9 月現在）で公表されているが，一般消費者にとって検索しやすく理解しやすいとはいえず，今後の課題である。

(2) 保健機能食品の有効性とその限界

　特定保健用食品は国が有効性（機能性）と安全性を審査して許可している食品なので，機能性は保証されているはずであるが，その特定保健用食品でさえ，機能性には限界がある。医薬品のような強い機能を期待

することはできない。

1）大きな個人差

　一般的に，健康食品の有効性の発現と健康被害の発生には大きな個人差のあることが分かっている。個人差は，遺伝的背景，食習慣，その他の生活習慣，健康状態などにより生じる。さらに，有効性の効果は，症状の重い人の方が効果が出やすい傾向がある（図9-2）。

　茶カテキンを関与成分とする飲料を例に説明する。この食品は，「茶カテキンを豊富に含んでおり，エネルギーとして脂肪を消費しやすくするので，体脂肪が気になる方に適しています。」の表示が認められている。有効性の根拠となっているヒト試験結果の一部を図9-3に示す。被験者の平均値で見ると，カテキン飲料を摂取することで内臓脂肪面積，ウエスト長，体重の減少が認められている。しかし，個人別に内臓脂肪面積の変化量を見ると，効果に個人差が大きいうえに，内臓脂肪面積の多い人ほど減りやすい傾向のあることが分かる。

2）健康食品の効果は小さい

　ケルセチン配糖体を関与成分とする飲料を例に説明する。この食品は，「脂肪分解酵素を活性化させるケルセチン配糖体の働きにより，体脂肪を減らすのを助けるので，体脂肪が気になる方に適しています。」の表

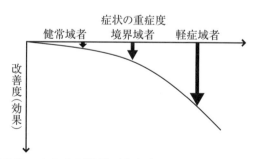

図9-2　症状の重い人の方が効果が出やすい

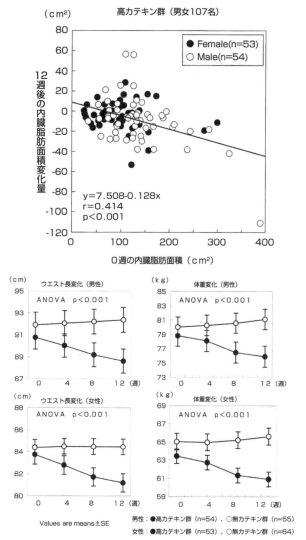

図9-3　**肥満者に対する茶カテキン含有飲料の内臓脂肪量減少効果**
被験者　内臓脂肪肥満型の男性 109 名，女性 117 名
摂取食品　高カテキン群：539.7mg/本（試験食品），
　　　　　無カテキン群：0mg/本（プラセボ食品）
摂取方法　茶カテキン飲料を1日1本12週間継続摂取
（出所）　高妻和哉ほか「肥満男女に対するカテキン含有飲料摂取の効果」
　　　　　Progress in Medicine 25 巻 7 号 , pp1945-1957, 2005 年

示が認められている。有効性の根拠となっているヒト試験結果の一部を表9-2に示す。ケルセチン配糖体を含む飲料を1日1本，12週間継続摂取したグループは，ケルセチン配糖体を含まない飲料を継続摂取したグループと比べて有意に体脂肪が減少した。ただし，腹部断面画像で測定した体脂肪（表9-2の「全脂肪面積」）の減少量は約10cm^2（500円玉2個分の面積）であり，初期量約290cm^{2}の約3.4%である。特定保健用食品は食品であり，医薬品ではないので，効果があるとはいっても，効果に過度の期待をしてはいけないことが理解できよう。

表9-2　肥満者に対するケルセチン配糖体配合飲料の体脂肪低減作用

体重は減っていない

減少量は，初期値と比べてわずかな割合

1　被験者の試験開始前の値

	プラセボ飲料群 男性：36名　女性：53名	試験飲料群 男性：33名　女性：50名
体重(kg)	69.97±0.86	69.74±0.91
全脂肪面積(cm^2)	293.76±5.83	290.75±5.11
内臓脂肪面積(cm^2)	87.54±4.53	88.27±3.99
皮下脂肪面積(cm^2)	209.21±5.81	202.47±5.07

2　試験結果：試験飲料群の平均値－プラセボ飲料群の平均値

	0週	8週	12週
体重（kg）	0.00	0.02	0.14
全脂肪面積（cm^2）	0.00	−10.58	−10.30
内臓脂肪面積（cm^2）	0.00	−4.43	−7.35
皮下脂肪面積（cm^2）	0.00	−6.15	−2.94

摂取食品　試験飲料群：ケルセチン配糖体（イソクエルシトリンとして）：110mg/本，
　　　　　プラセボ飲料群：ケルセチン配糖体；0mg/本
摂取方法　1日1本12週間継続摂取
（出所）　江川香ほか「肥満者に対するケルセチン配糖体（酵素処理イソクエルシトリン）配合緑茶飲料の体脂肪低減作用および安全性の検証」薬理と治療40巻6号，pp495-503，2012年

3. いわゆる健康食品・サプリメントの問題点

　いわゆる健康食品では，製品の品質が劣る，有効性と安全性の科学的根拠が乏しい，あるいは科学的根拠を示せないなどの製品が流通していることに気をつけなければならない。

(1) 違法医薬品

　健康食品の中には，食品自体には効果がないので，求める効果をもつ医薬品成分を配合して「効く」と見せかけている製品がある。食品（健康食品も含む）に医薬品に該当する成分を配合したり，医薬品的な効能効果を表示（暗示も含む）したりすることは，「医薬品，医療機器等の品質，有効性及び安全性の確保に関する法律」（薬機法）で禁止している。これに違反した製品は「無承認無許可医薬品」として販売停止・回収の措置がとられる。国が毎年全国の流通製品の調査を行っているが，「無承認無許可医薬品」が毎年見つかっている。特に，海外のインターネットサイトで日本国内向けに販売されていた製品で高頻度に見つかっている。

(2) 品質の多様性，不均一性

　特定保健用食品は製品の品質も国の審査・承認を受けており，品質が保証されているが，いわゆる健康食品は製品管理が業者任せなので，様々な品質の製品が流通している。

　製品パッケージには，成分名が記載されていても，各成分の含有量は示されていないことが多い。まったく意味のない微量しか配合されていないこともある。また，○○抽出物や△△エキスは，抽出原料の産地や収穫時期によって含有成分量が変動するし，○○抽出物や△△エキスに

158

GABA
13.2mg
18mg
28mg※
30mg
50mg※
100mg※
100mg
100mg
120mg
200mg

GABA
0.6mg（フリー体として）
6mg
6mg
6mg
10mg※
10mg※
12mg
12mg
12mg
16mg※

※は機能性表示食品であることを示しています。

図9−4　一日の最大摂取目安量中の機能性成分の表示量
（出所）　独立行政法人国民生活センター「錠剤・カプセル状の健康食品の品質等に関する実態調査—形状から、医薬品だと思っていませんか？—」（2019年8月公表）表3

含まれている成分（有効成分と不純物）が特定されていないことが多い。そのため、効果を期待する機能性成分がその製品にどれだけ含まれているかを消費者が知ることができない。また、製品に機能性成分の含有量が表示されていたとしても、一日の最大摂取目安量に含まれている成分量（その製品一日分から摂取できる機能性成分量）が製品銘柄によって大きな差があったとの報告がある。機能性表示食品の間でも差があった（図9−4）。機能性成分は多く摂取すればよいというものではない。過剰摂取は副作用のリスクがある。消費者は、製品パッケージの表示量を見て、自分が摂取する機能性成分の適量を自己責任で判断するしかない。

(3) 健康食品は医薬品ではないので、健康食品に強い効果を期待しない

　健康食品（保健機能食品を含む）には、医薬品のような強い効果は期

待できない。有効性と安全性が国によって評価されている特定保健用食品も，病気でない人の健康維持増進を目的にしているので，病気を治療する効果は期待できない。したがって，医薬品の服用をやめて，代わりに医薬品に似た作用があるとされる健康食品を摂取することは，病気の悪化につながるおそれがあるので，行ってはならない。

(4) 錠剤・カプセル剤は過剰摂取しやすい

　健康食品には錠剤・カプセル剤が多く，この形状の食品は過剰摂取しやすいことに注意しなければならない。また，錠剤・カプセル剤の健康食品には，食材から抽出・濃縮した成分を機能性成分として配合した製品が多い。

　抽出・濃縮成分を配合した健康食品を食べることは，丸ごとの食材を食べることとは摂取する栄養成分がまったく異なる。しかも，有効成分だけでなく，有害成分も濃縮される可能性がある。また，丸ごとの食材を調理した食品では食材に含まれる成分の摂取量に限界があるが，健康食品では特定成分を容易に大量摂取できる。特定成分を大量に摂取できるとは，特定成分を過剰摂取する危険性があるということであり，副作用・健康被害が起こるリスクがそれだけ高いということである。

　たとえば，大豆はすぐれた食品であり，適量摂取は日本人の健康維持増進に有用であると考えられている。一方，大豆イソフラボンを含む健康食品の摂取では，適量摂取では大豆イソフラボンのエストロゲン（女性ホルモン）作用が有効に働くが，過剰摂取すると有害作用が表れるので，過剰摂取に注意が必要であると食品安全委員会が注意喚起している。

(5) ハイリスクグループ

　健康食品による健康被害の発生頻度は一般的には低いが，体質や身体

状況によってはごく少量の摂取でも健康被害が発生することがある。高齢者，子ども，妊婦，病気の人は，健康食品による健康被害のリスクが高いハイリスクグループである。子ども，妊婦，病気の人は健康食品，特にいわゆる健康食品の摂取を控えるべきといわれている。健康食品の愛用者には高齢者が多いが，多くの問題点が指摘されており，摂取には十分な注意が必要であるといわれている。

　東京都が健康食品による疑いがある健康被害事例を収集した調査報告（2019 年）では，被害事例の年齢は 50 ～ 70 歳代が多かった（図 9 - 5）。性別では女性（74%）は男性（25%）の約 3 倍であった。健康被害事例の利用目的を見ると，20 ～ 40 歳代はダイエットと美容目的，40 歳代以上は栄養補給目的が多かった。被害者の 58% が基礎疾患をもっており，もたない者（28%）の約 2 倍であった［基礎疾患の記載なしが 14%］。症状・異常所見としては，発疹・発赤・掻痒_{そうよう}（かゆいところをかくこと）

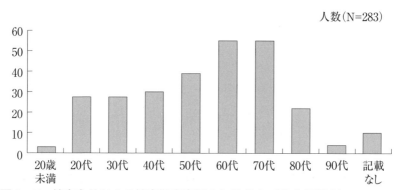

図 9 - 5　健康食品による健康被害事例の年齢分布（東京都調査）
（出所）　東京都福祉保健局　令和元年度第 1 回　東京都食品安全情報評価委員会
　　　　「資料 4　令和元年度第 1 回「健康食品」による健康被害事例専門委員会からの報告」

がもっとも多く，次いで肝機能障害・肝機能検査値異常，胃部不快感・吐き気であった。この調査結果は，高齢者と病気の人に健康食品による健康被害のリスクが高いといわれていることと合致する。

(6) 宣伝情報の信頼性

　国民の健康志向の高まりから健康食品が広く普及しているが，それだけに，企業の広告・宣伝も活発に行われている。それらの広告・宣伝の中には，健康の維持増進が必ずしも実証されていないにもかかわらず効果を期待させるような広告・宣伝をしている例が後を絶たない。

1)「虚偽誇大表示」や「不当表示」に惑わされない

　「健康増進法」や「不当景品類及び不当表示防止法」（景品表示法）は不適切な広告・宣伝を禁止している。法律に抵触する表示は「虚偽誇大表示」や「不当表示」と呼ばれる。

　食品（保健機能食品といわゆる健康食品も含む）では，「がんが治る」といった疾病の治療・予防等を目的とする医薬品のような表示[1]や，「ダイエットに効く」とか「体内の毒素を排出する」とかいった身体の構造や機能に影響を及ぼすことを目的とする表示[2]は禁止されている。しかし，いわゆる健康食品の中には医薬品的な効能効果を謳って宣伝している商品が見受けられる。食品に医薬品のような強い効果が期待できるはずがないことを認識しておく必要がある。過度の効果を期待させる宣伝はまず怪しいと疑ってほしい。

2) 健康食品情報の科学的信頼性のレベルを認識する

　健康食品では，ヒト試験による有効性の報告（学術論文であり，学会

1　例：「糖尿病，高血圧，動脈硬化の人に」「末期がんが治る」「虫歯にならない」「生活習慣病予防」「骨粗しょう症予防」「アレルギー症状を緩和する」「花粉症に効果あり」「インフルエンザの予防に」「便秘改善」

2　例：「疲労回復」「強精（強性）強壮」「体力増強」「食欲増進」「老化防止」「免疫機能の向上」「疾病に対する自然治癒力を増強します」「集中力を高める」「脂肪燃焼を促進！」「健康食品を摂取するだけで短期間に痩せられる」

発表ではない）があることが重要である。ヒト試験の報告数が蓄積され
ているほど，ヒトに効果があることの科学的根拠としての信頼性が高い。

一方、①「効果があった」という使用者の体験談，②具体的なデータ
の裏付けがない専門家（医学博士など）と称する人の推薦，③学会発表
されているが，学術論文にはなっていない研究報告は，有効性を示す科
学的根拠としての信頼性が低い。当然ながら，企業は，効果があった体
験談と都合のいい権威者の意見しか広告に載せない。また，広告には安
全性に関する情報はないに等しい。企業が有害性を広告することはない。

また，動物実験の結果や *in vitro* 実験結果で効果があったと宣伝して
いても，ヒトで効果があるとは限らない。

(7) 輸入健康食品は要注意

現在，先進国では，食品と医薬品の中間に位置しているビタミンやミ
ネラル，ハーブなどのサプリメントは，何らかの生理作用を示すものと
して典型的な一般食品とは別のカテゴリーに分類されて，法的な規制対
象になっている。

しかし，問題は，国の規制対象になっていない，食品と医薬品の中間
にあるものである。我が国では食品であるが，海外では民間薬や伝統的
治療薬とされているものがある。我が国では医薬品としての規制対象と
はなっていないために，安全性確認，品質管理，適正利用の指導が不十
分である例がいくつもある。そのため，海外の民間薬や伝統的治療薬と
されているものが健康食品として輸入されて健康被害を起こした事例が
数多く報告されている。何らかの生理作用があるということは副作用の
リスクもあることを認識する必要がある。

4. 食品と医薬品の相互作用

(1) 医薬品と健康食品の併用や健康食品の多剤服用は健康被害のリスクを高める

　医薬品の働きに，併用する別の医薬品や食品成分が影響することがある。併用する医薬品同士の相互作用，医薬品と食品成分との相互作用は，服用する医薬品の数，摂取する健康食品の数が多いほど，健康被害が起こるリスクが高くなることが明らかになっている。服用する医薬品の種類が少ないうちは，医薬品成分は代謝，排泄され，副作用が表れるほどまでに血中濃度が高くなることはない。しかし，医薬品の種類が多くなると，体が医薬品成分を代謝・排泄する機能の能力を超えてしまい，薬の血中濃度が高くなりやすくなってしまう。特に高齢者は，老化に伴って医薬品成分を代謝する肝臓の機能と排泄する腎臓の機能が低下しているので，成人の通常服用量であっても，医薬品成分の血中濃度が高くなりやすい。

　医薬品では，原則として，類似の薬理作用をもつ医薬品を併用することはしない。作用が強くなり過ぎて副作用を起こすリスクが高くなるからである。ところが，健康食品の実態調査では，多くの愛用者（特に高齢者）が複数の医薬品と複数の健康食品を併用している。たとえば，高血圧の治療薬を服用しながら「血圧が高めの方に」という健康食品を摂取している人がいる。医薬品と比べて健康食品の作用はかなり弱いが，それでも併用することで医薬品の効果が強く出過ぎてしまうことがある。さらに悪い場合には，類似の効果を期待する健康食品を複数種類併用している。

　また，東京都による健康食品による健康被害事例調査でも，健康被害者は医薬品の服用者が多い。

　高齢者は何種類もの医薬品を服用していることが多いが，医療関係者から次の注意喚起がされている。

① 医薬品を服用している場合には，基本的には健康食品の摂取を控えること

　特に注意が必要な医薬品が，高血圧治療薬と糖尿病治療薬

② 健康食品の多種類服用を避けること

(2) 食品と医薬品の飲み合わせが問題になる実例

　表9-3に食品と医薬品の飲み合わせが問題になる実例を示した。健康食品・サプリメントと医薬品の相互作用の例が多いことを知っていただきたい。これらの中では，特に，①グレープフルーツと多くの薬剤の相互作用，②ビタミンKや納豆と血液凝固阻害薬ワルファリンとの相互作用，③ハーブの一種セント・ジョーンズ・ワート（セイヨウオトギリソウ）と多くの薬剤の相互作用が，重大な健康被害を起こすリスクが高い。

表9-3　食物と薬との相互作用の例

食品成分	薬物	相互作用の影響
①いわゆる「血液さらさら食品」イチョウ葉エキス・にんにく・たまねぎ・ノコギリヤシ・EPAやDHA・ビタミンE ②イチゴ・トマト・きゅうり・みかん・ぶどうなどサリチル酸を多く含む野菜類	血小板凝集抑制薬 抗血栓薬	血液凝固を抑制 出血傾向の亢進
セント・ジョーンズ・ワート（セイヨウオトギリソウ）	抗HIV薬，抗血液凝固薬，免疫抑制剤，経口避妊薬，強心薬，気管支拡張薬，抗てんかん薬，抗不整脈薬など	薬効の減弱
コエンザイムQ10	①血中コレステロール降下薬（スタチン系薬剤：HMG-CoA還元酵素阻害薬） ②降圧薬，糖尿病治療薬	①スタチン系薬剤の副作用である横紋筋融解症をコエンザイムQ10が予防する可能性 ②薬効の増強

食品成分	薬物	相互作用の影響
グレープフルーツジュース	カルシウム拮抗薬（降圧剤），睡眠薬，抗ヒスタミン剤，免疫抑制剤，血小板凝集阻害剤，抗精神病薬など	薬効の増強
オレンジジュース	高血圧・狭心症に有効なβ-遮断薬（セリプロロール，アテノロール）	薬効の減弱
クランベリージュース	ワルファリン	薬効の増強 消化管出血による死亡例
カモミール	①エストロゲン作用をもつ経口避妊薬 ②薬物代謝酵素（CYP1A2, CYP3A4）で代謝される薬物	①経口避妊薬の効果を減弱 ②薬物代謝酵素（CYP1A2, CYP3A4）の抑制により，これらの酵素で代謝される薬物の薬効増強
オクタコサノール	パーキンソン病治療薬	併用禁止（オクタコサノールの摂取禁忌）
ビタミン B_6	①抗てんかん薬フェニトイン ②抗結核薬イソニアジド	①薬効の減弱 ②イソニアジドで生ずる末梢神経障害を予防
葉酸	①抗腫瘍薬のフルオロウラシルやカペシタビン ②メトトキサレート（抗腫瘍，免疫抑制，抗リウマチ薬） ③フェニトイン，カルバマゼピン，バルプロ酸，フェノバルビタール，プリミドンなどの抗てんかん薬 ④チアジド系・ループ系利尿薬 ⑤タンパク質分解酵素のパンクレアチン，サルファ剤のサラゾスルファピリジン，コレステロール降下薬のコレスチラミン	①フルオロウラシルやカペシタビンの排泄を遅延させることによる薬効の増強 ②副作用（下痢，口内炎，白血球減少）の軽減 ③服用により体内の葉酸量が低下 ④服用により葉酸排泄が増加，動脈硬化因子とされる血中ホモシステイン濃度が上昇 ⑤葉酸吸収が阻害される
ビタミンC	①女性ホルモンのエチニルエストラジオール ②ワルファリン ③抗てんかん薬のアセタゾラミド	①薬効の増強 ②ビタミンCの極端な多量摂取により，プロトロンビン時間を減少させ，ワルファリンの作用を減弱 ③腎，尿路結石のリスク上昇

食品成分	薬物	相互作用の影響
ビタミンK（青汁，クロレラを含む）	抗血液凝固薬のワルファリン	薬効の減弱
ナイアシン	血中コレステロール降下薬（スタチン系薬剤：HMG-CoA還元酵素阻害薬）	副作用の増強（急激な腎機能悪化を伴う横紋筋融解症）
ビタミンD	①心不全治療薬のジギタリス ②抗結核薬のリファンピシリン，イソニアジド	①薬効の増強 ②小腸でのビタミンDの水酸化が阻害され，活性型ビタミンDの血中濃度を低下させる可能性
カルシウム	心不全治療薬のジギタリス	薬効の増強
鉄	①下痢止めのタンニン酸アルブミン ②降圧薬のメチルドパ	①薬効の減弱 ②薬効の減弱
カルシウム，マグネシウム，鉄，亜鉛などの多価陽イオン	①テトラサイクリン系抗菌剤，キノロン系・ニューキノロン系抗菌剤 ②骨粗しょう症薬のビスホスホネート系薬剤	①不溶性キレート形成による薬効の減弱 ②薬効の減弱

（出所）　厚生労働省「食物と薬の相互作用（健康食品編）」（e-ヘルスネット），「食物と薬の相互作用（サプリメント編）」（e-ヘルスネット），「医薬品と健康食品の相互作用に対する注意喚起等について（医政局総務課長通知，平成25年2月28日）」

表9-4　国内の健康食品に関連する情報提供サイト

組織等の名称	アドレス	主な提供内容
厚生労働省 食品	https://www.mhlw.go.jp/stf/seisakunitsuite/bunya/kenkou_iryou/shokuhin/index.html	食品の安全性確保に関する情報 「健康食品」を参照
内閣府食品安全委員会	https://www.fsc.go.jp/	食品の安全性評価に関する情報
消費者庁 ・表示対策 ・食品表示企画	http://www.caa.go.jp/foods/index.html https://www.caa.go.jp/policies/policy/representation/ https://www.caa.go.jp/policies/policy/food_labeling/	食品の表示に関する情報（特定保健用食品，栄養機能食品，特別用途食品など）

組織等の名称	アドレス	主な提供内容
国立医薬品食品衛生研究所 食品の安全性に関する情報	http://www.nihs.go.jp/kanren/shokuhin.html	食品の安全性に関する国内外の情報
国立研究開発法人 医薬基盤・健康・栄養研究所 （「健康食品」の安全性・有効性情報）	https://hfnet.nibiohn.go.jp	健康食品に関する基礎的情報，各成分に関する有効性や安全性の論文情報，有害情報など
独立行政法人国民生活センター	http://www.kokusen.go.jp/	健康食品に関する個別製品の検査結果など
東京都福祉保健局健康食品ナビ	https://www.fukushihoken.metro.tokyo.lg.jp/anzen/	健康食品に関する情報
公益財団法人日本健康・栄養食品協会	http://www.jhnfa.org/	製品の自主規格や業界として必要な情報など

（出所）　厚生労働省「健康食品の正しい利用法（2013 年 3 月）」を一部改変（URL は 2020 年 10 月 1 日現在）

参考資料

表 9-4 を参照

学習課題

　　食品安全委員会「健康食品」に関する情報を参考にして，いわゆる健康食品を正しく利用するために消費者が知っていてほしい事項をまとめましょう。

10 | 生物学的病因Ⅰ（細菌・ウイルス）

関崎　勉

《**目標&ポイント**》　細菌とウイルスの違い，食品に由来する細菌およびウイルス感染症について解説する。
《**キーワード**》　細菌とウイルスの違い，カンピロバクター，サルモネラ，下痢原性大腸菌，腸炎ビブリオ，ノロウイルス

1. 微生物学入門

(1) 細菌とは何か

　細菌は倍率 1,000 倍の光学顕微鏡を用いないと観察できない微小な生物で，多くは 0.5 〜 1μm（1μm は 1/1,000mm）の大きさである。動植物細胞と異なり，核膜によって仕切られた核構造がないため，原核生物と呼ばれる。しかし，生命維持と子孫複製に必要な基本的装置は備えており，水と栄養素，適切な温度の 3 条件が整えば，直ちに増殖できる。増殖は細胞分裂によって，1 個が 2 個，2 個が 4 個と 2 分裂で増える（図 10-1）。細菌の中には動物あるいはその細胞を用いてしか培養できない偏性細胞内寄生菌と呼ばれるものもあるが，食中毒に関連する主な細菌は，必要な栄養素を含む培養液で培養できる。すなわち，条件が整えば細菌は食品中で増殖できる。

　細菌は，クリスタルバイオレットという紫色の色素による染色とルゴール液というヨウ素系試薬で処理した後，アルコールによって脱色されず紫色に染色される菌と，容易に脱色されその後の赤色色素で赤く染

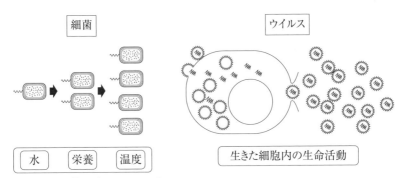

図10-1　細菌とウイルスの違い
細菌は，水，栄養，温度の3条件が整えば，自身で2分裂により増殖できる。
一方，ウイルスは，生きた細胞の中でのみ，その細胞の生命維持装置を借り
て増殖し，一度に大量に複製する。

まる菌に大別される。グラム染色と呼ばれるこの染色法で，紫色に染色
される菌をグラム陽性菌，脱色される菌をグラム陰性菌と呼ぶ。
　また，細菌をヒトの生活と食品との関係で考えると三者に分けること
ができる。一つは発酵細菌である。酒，味噌，漬物などの発酵食品はい
ずれも乳酸菌などの発酵細菌が原料中で大量に増殖し，栄養素を分解し
て，ヒトにとって好ましい新たな物質を作り出すことで生成される。次
は腐敗細菌である。腐敗細菌も発酵細菌と同様に食品などの中で大量に
増殖し，結果としてヒトには好ましくない腐敗物質を産生する。発酵と
腐敗は，完全にヒトの都合で分けたもので，たとえば，納豆はそれが好
きなヒトにとっては好ましい香りのする発酵だが，大嫌いなヒトにとっ
てはマメが腐ったものとしか思えない。また，発酵も腐敗も，細菌が
1g当たり1億～10億個，あるいはそれ以上も増殖した結果で，色，臭
い，粘り気などが変化する。最後は食中毒細菌である。これは，過去に
食中毒を起こしたことのある特定の病原細菌で，多くは食品中に1,000

~ 1万個ほどの数，時には 100 個以下でも食中毒を起こす。1万個とい
うと多く感じるかもしれないが，発酵細菌の 10 億個に比べればはるか
に少なく，それくらいではその食品は発酵も腐敗もしていない。それは，
食中毒細菌がヒトに病気を起こすための毒素や組織侵襲力などの病原性
を有しているからで，食品が腐っているかどうかと，食中毒になるかど
うかは直接関係ない。

(2) ウイルスとは何か

　近年発見された巨大ウイルス[1]を別にすれば，ウイルスは最も大きい
ものでも 200nm（0.2μm）以下と極めて微小で，もはや光学顕微鏡で
は見ることができず，倍率 1 万〜 5 万倍の電子顕微鏡でないと観察でき
ない。ウイルスの構造は，自身の増殖に必要な遺伝情報を含むゲノム
（DNA または RNA からなる核酸）とそのゲノムを保護し収納するため
のタンパク質（カプシドと呼ぶ）からなる粒子である。粒子の最外層に
は宿主細胞に吸着するための突起物が備わっており，これで特定の宿主
細胞のリセプター（受容体）に吸着すると，カプシドに納められたゲノ
ムが宿主細胞内に入り，細胞の生命活動を利用して自身のゲノムの複製
とカプシドタンパク質の大量合成を行う。それらが再構成されて新たな
ウイルス粒子ができあがる（図 10 - 1）。細菌とは異なり，生きた細胞
の生命活動を利用することでしか子孫を増やすことができないことか
ら，厳密には生物ではないが，生物と無生物の中間ともいわれる。その
ため，生きた細胞のない場所，たとえば，加熱調理した食品や生の食肉
で増えることはない。食肉はどんなに新鮮だとしても，肉に含まれる細
胞自体は生命活動を終えているため，そこでウイルスは増えない。また，

1　2004 年以降，直径 800nm を超える巨大なウイルスが次々と発見されている。巨
　大だが，アメーバなど宿主細胞の中でしか増殖できないのはウイルスと同じであ
　る。しかし，それまでのウイルスにはなかった tRNA を合成する遺伝子や，中に
　は核タンパク質ヒストンの遺伝子を保有するものもあり，これまでのウイルスの
　概念を変えるものとして，研究が進められている。

抗生物質など（抗菌薬）は，細菌の生存や増殖を阻止するための薬剤であり，ウイルスには効果がなく，ウイルスの増殖を阻止する薬剤は抗ウイルス薬と呼ばれる。

(3) 微生物の分類と呼び方

　細菌は極めて微小であることから，区別すべき特徴が少なく，生物学的な分類や仕分けをすることが難しい。そのため，学名では科 Family より上位の分類を整理できず，ラテン語（イタリック体）で属 Genus および種 Species のみ記載する 2 命名法が使われた。しかし，近年のゲノム解析技術の進展に伴い，遺伝情報である DNA や RNA の塩基配列の相同性から細菌およびウイルスの分類大系が見直され，ほとんどについて門 Phylum，綱 Class，目 Order など上位の分類体系が決定された。しかし実用上は，細菌ではこれまで通り 2 命名法で記載し，属は頭文字のみに略すこともでき，代表的な細菌では和名も使われる。たとえば，学名 *Escherichia*（属）*coli*（種）は，*E. coli* と略記され，和名は大腸菌である。

2.　微生物性食中毒の特徴

(1) 発症メカニズムに基づく分類

　生物学的病因による食中毒の原因には，細菌とウイルス，寄生虫，および動植物に含まれる自然毒がある（表 10-1）。細菌性食中毒は，経口的に感染した食中毒細菌が体内で増殖して発症する感染型と，食べる前の食品中で食中毒細菌が増殖して毒素を産生し，それを食べることで発症する毒素型に大きく分けられる。さらに，毒素型の中には，食品と一緒に食中毒細菌を摂取した結果，体内で増殖して毒素を産生し発症するものもあり，これを複合型あるいは生体内毒素型として区別すること

172

表10-1　生物学的病因による食中毒の分類

病　因	分　類	特　徴	代表例
細菌	感染型	潜伏期が長い 少量の細菌で発症	カンピロバクター サルモネラ 下痢原性大腸菌 腸炎ビブリオなど
	毒素型 （食品内毒素型）	潜伏期が短い	黄色ブドウ球菌 ボツリヌス菌 セレウス菌など
	複合型 （生体内毒素型）	感染型と毒素型の両者の 特徴を併せ持つ	ウエルシュ菌 ボツリヌス菌による乳 児ボツリヌス症など
ウイルス	感染型	少量のウイルスで発症 二次汚染症例が多い	ノロウイルス ロタウイルスなど
寄生虫	感染型	魚介類・獣肉の刺身が多い	アニサキス 肉胞子虫など
自然毒	動物性	誤認・誤食が多い	ふぐ毒，貝毒
	植物性	誤認・誤食が多い	毒キノコ，スイセン

生物学的病因ではない病因としては，毒物などによる「化学物質」，それらいずれにも属さない「その他」，および病因物質が解明できなかった「不明」とされる事例がある。

がある。後者の呼び名に対応させ，毒素型を食品内または食品中毒素型と称する学説もある（表10-1）。

(2) 感染型食中毒

　感染型食中毒は，食中毒細菌が体内で増殖し十分量に達してから発症するので，食品中の細菌が少量でも発病することや，細菌が十分量に達するまでに時間を要することがある。そのため，潜伏期が長く，過去に

遡って原因食品を特定することが難しい場合が多い。また，鮮度のよい食品でも，少量の食中毒細菌が付着していれば食中毒となる。食材が新鮮ならば，そこに付着する細菌も新鮮なのである。なお，感染型食中毒だとしても細菌が原因であるので，条件が整えば食品中で増殖する。その結果，多量の細菌を摂取すると，潜伏期は短く症状が重篤になる。主な病因としては，カンピロバクター，サルモネラ，腸管出血性大腸菌などの下痢原性大腸菌，腸炎ビブリオが知られる。

(3) 毒素型（食品内毒素型）食中毒

　毒素型食中毒は，すでに食品中で細菌が増殖し十分量の毒素が産生されているため，摂取後数時間以内の短時間で発症することが多い。また，食品中で十分量まで細菌が増殖する必要があるため，調理から摂取までの食品の保存状態が発生の重要な要因となる。そのため，細菌の増殖を助ける湿度と温度の高い梅雨時から夏と初秋にかけての季節に発生が多い。主な病因としては，黄色ブドウ球菌とセレウス菌が知られる。ウエルシュ菌，ボツリヌス菌もこの範疇に入るが，ウエルシュ菌はむしろ次項の複合型，ボツリヌス菌は季節に関係なく毒素型と複合型の両者を起こす。

(4) 複合型（生体内毒素型）食中毒

　複合型食中毒には，①食品中で菌が増殖しているが，食べた後の腸管内で多量の毒素が産生されるものや，②少量の菌が感染により腸管内で増殖し毒素を産生するものが含まれる。①の代表としてはウエルシュ菌による食中毒が知られる。強い毒素を産生するボツリヌス菌で起こる乳児ボツリヌス症では，1 歳未満の乳児が摂取した芽胞が腸内で増殖して毒素を産生することから，複合型に分類される。②には，毒素原性大腸

菌などの下痢原性大腸菌が含まれるが，複合型と呼ぶよりも感染型の要素が強いため，複合型とは区別して感染毒素型と呼ぶ学説もある。

(5) ウイルス性食中毒

　ウイルス性食中毒では，原因となるウイルスは食品中で増殖せず，すべて摂取後に体内で増殖して食中毒となる感染型である。そのため，少量のウイルスでも食中毒を起こす。主な病因としては，ノロウイルス，ロタウイルス，A型肝炎ウイルス，E型肝炎ウイルスが知られる。このうち，物理化学的に安定なノロウイルスは，食品だけでなく調理器具などを介した二次汚染による症例が多い。

3. 食中毒発生の実態

　我が国では食中毒が発生した場合，患者自身あるいは診察した医師が保健所にそれを届け，保健所で食中毒と確認されると，都道府県知事への報告を経て，厚生労働大臣に全国の成績が届けられ集計される。したがって，患者や医師が食中毒と認識しなければ，報告されない。そのため，統計に載っている食中毒事例は，実際の20分の1かそれ以下だと推計されている。「食中毒統計資料」（厚生労働省）には，届けられた食中毒発生の過去と現状が集計されており，食中毒の事件数と患者数が，原因食品や病因物質別などにまとめられており，近年の発生を詳しく読み取ることができる。この統計からまとめた，過去7年間の病因ごとの食中毒事件数と患者数を図10-2に示す。毒物などの化学物質やその他不明を除く生物学的病因によるものがほとんどを占めている。事件数ではカンピロバクターとノロウイルスが圧倒的に多く，寄生虫のアニサキスによる食中毒がこれらに次いでいる。カンピロバクターとノロウイルスは，2004年以降ほぼ交互に事件数で1位になっていた。アニサキスは，

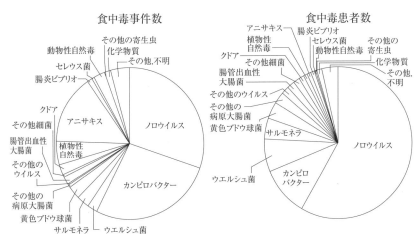

図 10−2　生物学的病因およびその他による食中毒発生数　2012〜18 年の合計

（出所）　厚生労働省「食中毒統計資料」の 2012〜18 年の数値を合計したもの

　その他として統計上まとめられ個別に公表していなかったが，近年特に増加傾向にあるとして，2012 年からアニサキスを含めた寄生虫性食中毒 3 種（アニサキス，クドア，肉胞子虫）について，個別に届け出る制度に改められた。その結果，アニサキスの報告数が急増し，2018 年では事件数が全体の 1 位となった（図 10−3）。患者数でも，カンピロバクターとノロウイルスが多い。特に，ノロウイルスでは 1 事例で非常に多くの患者が発生することが多く，患者総数ではカンピロバクターを引き離している。一方，アニサキスでは，患者 1 人という事件が多く，患者総数はそれほど多くない。

　本章では生物学的病因のうち，微生物性食中毒から感染型の特徴を示す主な 5 種類の病因を解説する。

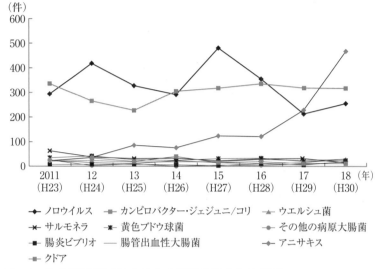

図10−3　生物学的病因による食中毒事件数の年次推移
（出所）　厚生労働省「食中毒統計資料」から主な食中毒の病因についてまとめた

4. カンピロバクター

（1）病原体の性質と生態

　グラム陰性らせん状の桿菌（細長い形状の菌）で，大気より低い3〜5%の酸素濃度を発育の至適条件とする微好気性細菌である。ヒトに食中毒や胃腸炎を起こす主な菌種は *Campylobacter jejuni* subsp.（亜種）*jejuni* であるが一部に *Campylobacter coli* によるものもあり，まれに *Campylobacter fetus* subsp. *fetus* による症例も報告される。また，さらに症例は少ないが，*Campylobacter hyointestinalis* による胃腸炎も報告されている。カンピロバクターは，哺乳類と鳥類の腸管内に生息し，糞便とともに排泄される。*C. jejuni* は主にトリの盲腸内に生息するが，

ウシ，ブタ，イヌ，ネコ，野鳥，野生のイノシシやシカの糞便からも検
出される。*C. coli* は主にブタの腸内に生息するが，ウシ，トリ，イヌ，
ネコ，野生のイノシシやシカの糞便からも検出される。*C. fetus* は主に
ウシで，時にヒツジやヤギから検出される。これらの動物の糞便，腸管
やレバーなどと，直接または間接に接触することにより食品が汚染され，
それを加熱不足のまま食べることで食中毒が起こる。しかし，酸素，乾
燥，高温，凍結融解には極めて弱く，大気中で湿気のないところや高温
にさらされる場所，解凍した肉ではほとんど生存できない。

(2) 主な原因食品

　感染型食中毒で，100 個程度の細菌を食べた場合でも発症することが
ある。そのため，食事をしてから発症するまでの潜伏期が長いことが多
く，約 76% は原因食品不明である。しかし，判明した原因食品を見ると，
ほとんどが過熱不足の鶏肉またはレバーなど鶏内臓肉である。それには，
動物における汚染率と食肉へ加工する過程に原因がある。近年の調査で，
飼育されている豚糞便のカンピロバクター汚染率は数パーセント程度で
あるが，トリでは食肉にされる出荷時での鶏群ごとで 50% 程度，汚染
された鶏群中のトリだとほぼ 100% と報告されており，トリでの汚染率
が突出して高い。また，トリを食肉に加工する食鳥処理場で，汚染鶏群
から非汚染鶏群の鶏肉に汚染が広がり，市販の鶏レバーではほぼ 100%，
鶏肉では 80% 以上の汚染率だと報告されている。これに対して，豚肉
では 0%，豚レバーでは約 10% の汚染率と報告されている。

(3) 症状

　急性胃腸炎を発症し，下痢，腹痛，発熱，悪寒，吐き気，嘔吐，頭痛，
倦怠感などを示す。下痢は，水様便から症状が重くなるに従い，粘液便，

血便と進む。また，*C. jejuni* の特定の血清型による重症例では，下痢回復後にギランバレー症候群と呼ばれる急性の多発性神経炎による麻痺を生じることがある。これは，菌の表面の化学構造がヒトの神経細胞表面の糖脂質（ガングリオシド）の化学構造と同一なことから，これに対する免疫（血清中の抗体）ができることによる自己免疫疾患であることが分かっている。下痢が回復したとしても，一定期間は通院して，ギランバレー症候群の兆候が見られないか検査する必要がある。

　C. fetus はウシやヒツジに流産を起こす病原細菌として知られているが，ヒトにも感染し人獣共通感染症を起こす。主に免疫不全のヒトの感染が多く，敗血症，髄膜炎，卵管炎などで，全身性感染症を起こす。妊婦が感染した場合，流産や胎児感染を引き起こし，障害のある子どもが生まれた例がある。

(4) 予防と対処法

　鶏肉やその他の鳥獣肉を生または加熱不足で食べないことが最も有効な予防法である。特に，妊娠する可能性のある女性や妊婦は生食をしないことが賢明である。刺身やたたきだけでなく，串に刺した鶏レバーの焼き鳥で，中心がまだ生に近いものも危険である。また，鶏肉や鶏レバーを調理する際に，包丁やまな板がカンピロバクターに汚染されることもあり，調理器具から生野菜などへの二次汚染もある。すべての鳥獣肉が汚染されているわけではないが，細菌は目では見えないので，いつ汚染されているか分からない。したがって，「生肉，菌がついている」と覚え，菌がついていると思って扱うことが大切である。発症しても症状が軽い場合は，水分を少量ずつこまめに摂取し，脱水に気をつけていれば，自然に回復する。水分がとれなかったり，症状が重くつらかったりするときには，医療機関で受診する。

5.　サルモネラ

(1) 病原体の性質と生態

　グラム陰性桿菌で，有酸素・無酸素どちらでも発育できる通性嫌気性細菌である。サルモネラは，*Salmonella enterica* と *Salmonella bongori* の2菌種に，*S. enterica* は subsp. *enterica* などの6亜種に分類され，さらに2,600以上の血清型に型別される。そのうち，ヒトに食中毒を起こすのは，*S. enterica* subsp. *enterica* で，血清型では20種類程度である。中でも，血清型 Enteritidis，Infantis および Typhimurium によるものが大半で，Saintpaul，Thompson や Montevideo などによるものも散見される。また，過去には Typhi（腸チフス），Paratyphi A（パラチフス）による食中毒もあった。サルモネラは，動物の腸管内に生息し，哺乳類，鳥類，は虫類などの糞便や生息環境から検出される。家畜におけるサルモネラの保菌率は，ウシで0.5%以下，ブタで8.6%，トリで0.003%以下という成績があり，これらの糞便や内臓から肉や鶏卵の殻が汚染される。また，上記の血清型のうち Enteritidis と Typhimurium は鶏卵の殻の中にまで入る介卵感染と呼ばれる様式をとり，殻を洗浄しても卵内にサルモネラが潜むことがある。

(2) 主な原因食品

　約72%が原因食品不明である。判明した原因食品では，以前は牛肉・レバーまたは豚レバーの生食による食中毒の発生があったが，2011年10月以降の一連の生食に関する食品衛生法規格基準改正以後，これらによるものはほぼなくなっている。一方，以前から原因食品となっていたものとして，生または加熱不足の卵を使った料理が多い。さらに，キュウリの浅漬け，エビフライ，カニコロッケ，冷製ポタージュなど，動物

の糞便や内臓からの汚染は考えられない食品もあり，包丁やまな板など
を介した二次汚染による事例が多いことを示している。

(3) 症状

　摂取後 2 〜 4 日後に急性胃腸炎を発症する。発熱，腹痛，嘔吐，水様
性下痢，血便を呈す。頭痛を伴うこともある。また，小児や高齢者，免
疫力が低下している人は，菌が血液中に侵入する菌血症となり，重症化
すると死亡することもある。日本の食中毒における死亡例の 1996 〜
2019 年の累積では，腸管出血性大腸菌が 48 人，ふぐ毒が 44 人，きの
こ毒とサルモネラはそれに次ぐ 19 人である。1996 〜 2006 年までほぼ
毎年 1 〜 3 人，その後 2011 年に 3 人を記録し，それ以外の年に死者は
出ていない。このように近年はサルモネラ食中毒による死者は少なく
なったが，侮ることはできない。

(4) 予防と対処法

　感染型食中毒で，通常は 1 万個以上の細菌の摂取で発症するといわれ
ている[2]。卵内にサルモネラが潜んでいる場合，室温に放置すると増殖
して食中毒の原因となる。また，殻を割った生卵，溶き卵，液卵などは，
殻の外側のサルモネラからも汚染される可能性があり，室温で長時間放
置すると食中毒の原因となる。したがって，殻のままでも殻を割った卵
でも，中で増殖しないよう常に冷蔵保存することが予防につながる。
1996 年に多くのサルモネラ食中毒患者が出たことから，1999 年より市
販の卵一つ一つやパックに賞味期限を表示するようになった。これは，
卵の殻に加え，殻の中にもサルモネラが入っている可能性を想定し，細
菌が食中毒を起こす数まで増殖しないうちに食べるよう期限を設定した
ものである。しかし，腐ってなくても食中毒は起こるので，たとえ賞味

2　感染に必要な菌数が 1 万個以上というのは一般論で，食品の種類（チョコレート，
　チーズ，アイスクリームなど）によっては 10 〜 100 個で発症した例もある。

期限内でも生で食べる場合はなるべく早めに，食べる直前に殻を割って
食べ，期限を越えたり殻にひびが入っていたりしたら，必ず加熱して食
べるべきである。さらに，ミドリガメなどペットのは虫類糞便からもサ
ルモネラが検出されている。これらのペットと遊んだり，水の交換など
飼育の世話をしたりする時に周囲を汚染して，そこから食材・食品への
二次汚染が起こって食中毒になる危険性がある。発症して症状が重い場
合は，直ちに医療機関で受診する。

6.　下痢原性大腸菌

（1）病原体の性質と生態

　大腸菌はグラム陰性通性嫌気性桿菌の *Escherichia coli* である。ヒト
を含めた多くの動物の腸内に生息する。多くは消化を助けるいわゆる善
玉菌であるが，一部が病原性を有する悪玉の病原大腸菌である。そのう
ち下痢原性大腸菌は，いくつかのカテゴリーに分けられるが，「食中毒
統計資料」（厚生労働省）では，O157 を代表とする腸管出血性大腸菌と
その他の病原大腸菌の 2 つに分けている。腸管出血性大腸菌の病原因子
は，完全に解明されたとは言いがたいが，腸管上皮へ強く接着するイン
チミンと呼ばれるタンパク質と，シガ毒素と呼ばれる毒素が主要な病原
因子として知られる。シガ毒素は，多様な毒性を示すが，特に下痢を引
き起こす腸管毒素活性と血管内皮細胞に強く作用する細胞毒性を有す
る。腸管出血性大腸菌は，家畜の糞便からも検出され，ウシで 20% 程度，
ブタで 7.5% 程度，ヒツジ・ヤギでは 56 ～ 67% という検出率の成績が
あるが，ウマからはほとんど検出されていない。また，食品とは関係な
いヒトからヒトへの感染（家族内感染など）も多い。その他の病原大腸
菌では，毒素原性大腸菌による食中毒が多く，腸管上皮に定着するため
の線毛と，下痢を起こす腸管毒素を産生する。毒素原性大腸菌の線毛が，

通常はヒトと動物とで異なるため，動物の糞便を原因とする食中毒は考えにくく，ヒト（無症状保菌者）からの汚染が原因と思われる。

　一方，その他の病原大腸菌の中で，これまで *E. coli* と思われていたものに別種である *Escherichia albertii* が多く含まれることが近年になり分かってきたが，その性状や病原性については，不明な点が多い。

(2) 主な原因食品

　原因食品不明の症例が多いが，腸管出血性大腸菌で原因食品が判明している症例では，ハンバーグ，焼き肉，牛成形肉ステーキ，ローストビーフなど牛肉食品と，白菜漬物，冷やしキュウリ，キュウリのゆかり和え，ポテトサラダなど牛肉とは関連しない食品もある。前者は，汚染源（動物の糞便や内臓）と直接・間接に接触したと思われ，後者については調理器具を介した二次汚染や無症状保菌者が調理したことによる汚染が考えられる。

(3) 症状

　急性の胃腸炎を主徴とする。腸管出血性大腸菌では，無症状・軽度の下痢から，摂取後3～5日の潜伏期を経て，激しい腹痛，頻回の水様便，さらに血便（血液の混じった便から，やがて血液そのもの）という出血性大腸炎の症状をとる。発熱は軽度である。年齢や免疫など体の抵抗性により症状の程度は異なり，特に若齢者や高齢者では重篤となる症例が多く，働き盛りの年齢層では無症状または軽度の下痢が多い。発症した患者の6～7％に合併症が見られる。これはシガ毒素の細胞毒性が，腎臓の糸球体や脳内の毛細血管に作用して引き起こされる溶血性尿毒症症候群（HUS；Hemolytic Uremic Syndrome）と呼ばれる腎臓疾患や脳症で，この場合，致死率は1～5％といわれる。毒素原性大腸菌では，

コレラと類似する水様性下痢，腹痛が見られる。

(4) 予防と対処法

　汚染源に直接接触する可能性のある肉類に関しては，よく加熱することで予防できる。特に，肉の汚染が最初は表面だけのはずであるが，成形ステーキやミンチにしてしまうと外側と内側が混じり合い，汚染が全体に広がるため，内部までよく火を通すことが必要である。下痢を発症して症状が重い場合は，直ちに医療機関で受診する。

7.　腸炎ビブリオ

(1) 病原体の性質と生態

　コンマ型に曲がったグラム陰性桿菌で海水や汽水域に生息する海洋細菌，*Vibrio parahaemolyticus* である。1950 年に大阪府で発生した患者数 272 人，死者数 20 人のシラス中毒事件に際し，大阪大学の藤野恒三郎教授により発見された。海水温が上昇する 7 ～ 9 月に増えるため，この時期が食中毒のピークとなる。心臓毒性を有する耐熱性溶血毒（TDH）や耐熱性溶血毒類似毒素（TRH）を産生し，これらで下痢を引き起こすと考えられていたが，腸管毒性に関与する別な病原因子も最近になって見つかった。1996 年，O3:K6 型などの特定の血清型に属する腸炎ビブリオの食中毒が世界的に大流行し，我が国では1998年に事件数839件，患者数 12,318 人に達した。これを期に食品衛生法規格基準が改正され，それ以後激減し，2011 年以降では事件数で年 10 ～ 20 件，患者数で年 50 ～ 200 人で推移している。

(2) 主な原因食品

　原因食品不明が50 ～ 70% を占める。シラス中毒が発見の発端だが，

近年の事例では，生ウニ，生寿司，マグロやシラスの刺身など魚介類の生食と，焼きサンマ，タコとワカメの酢味噌和えなど加熱食品の事例がある。後者は，調理中の二次汚染によるものと思われる。

(3) 症状

　12時間前後の潜伏期の後，強い腹痛を主症状として，水様性や粘液性の下痢が見られ，まれに血便も見られる。下痢は日に数回から多いときで十数回になり，しばしば発熱（37〜38℃）や嘔吐，吐き気が見られる。多くの場合，下痢などの主症状は一両日中に軽快し，回復する。しかし，高齢者では低血圧，心電図異常などが見られることもあり，死に至る例もある。1950年のシラス中毒事件では，20人の死者を出したが，1996年以降では2000年に死者1人を記録するのみとなっている。

(4) 予防と対処法

　食品衛生法規格基準では，「ゆでだこ」と「飲食に供する際に加熱を要しないゆでがに」については陰性であること，「生食用鮮魚介類」「生食用かき」および「冷凍食品（生食用冷凍鮮魚介類）」については，推計で1g当たり100以下とする成分規格が定められている。また，沿岸海水に多く生息することから，水揚げした魚介類を滅菌海水で洗浄すること，流通時に4℃以下に維持するよう義務付けられており，原因食品となる魚介類の調理時あるいは調理後の汚染防止と低温保存が予防には重要である。十分な加熱により菌は死滅するが，大量調理の場合はその点に注意する。腸炎ビブリオ食中毒では特に抗菌薬治療を行わなくても数日で回復するので，下痢による脱水症状に輸液で対応する。

8.　ノロウイルス

(1) 病原体の性質と生態

　ノロウイルス（*Norovirus*）は，プラス 1 本鎖 RNA ゲノムのエンベロープをもたない直径 30 〜 38nm の正 20 面体粒子で，ヒトの腸管上皮細胞だけしか増殖できる宿主細胞は見つかっていない。ヒトの腸内で増殖し，糞便とともにトイレから下水，浄水場を経て河川から海へ下る。したがって，河口付近，真水である河川水が多い上層の海水が濃厚に汚染される。海では主に貝類が海水とともにノロウイルスを吸い込み，濾過して中腸腺という内臓に蓄積するが，貝の中ではウイルスは増殖しない。患者発生数の多さとウイルスの環境中での安定性の影響で，季節的には秋から春先に発生が多くなる冬型食中毒の原因となる。

(2) 主な原因食品

　汚染された海域で成育した貝類の生食あるいは加熱不十分な調理での摂取，感染者により汚染された食品の摂取により感染するが，原因食品不明の事例が 86% にも及ぶ。判明した事例では，貝類の中で最も生食の機会が多いカキが多く，その他の魚介類を含めて加熱不十分と思われる食品も含まれる。さらに，貝類とは関係ない野菜サラダ，シフォンケーキ，刻みのりなど多様な食品がある。ウイルスが物理化学的にも安定で，患者の糞便・吐しゃ物に汚染された食品および食品以外のものを介した二次汚染でも感染するため，汚染された貝類を調理した手や包丁・まな板などから他の食品への汚染だけでなく，ノロウイルス感染者を汚染源とする飛沫感染によるヒト－ヒト感染，ヒト－食品－ヒト感染も多い。

(3) 症状

1〜2日の潜伏期の後，急性胃腸炎を発症し，吐き気，嘔吐，下痢を示すが，多くは数日の経過で自然に回復する。腹痛，頭痛，発熱，悪寒，筋肉痛，咽頭痛，倦怠感を伴うこともある。我が国では過去に死者は出ていない。

(4) 予防と対処法

市販のカキの生食用と加熱用は，鮮度の違いではなく，養殖した海域の汚染の有無で分けられている。したがって，加熱用は必ず加熱すること。また，加熱すればウイルスは失活するが，二次汚染が起こらぬよう衛生管理を徹底する。回復した患者または無症状感染者からの汚染を防止するため，手洗いや調理器具の消毒を欠かさない。ウイルスを含む汚染物の処理にも注意が必要である。消毒用アルコールの効果はほとんどなく，ウイルスを失活させるには，次亜塩素酸ナトリウム（塩素系漂白剤）などで消毒するか，85℃以上で1分以上加熱する必要がある。ノロウイルスに対する抗ウイルス薬はなく，整腸剤や痛み止めなどの対症療法を施す。特別な治療を必要とせずに軽快するが，乳幼児や高齢者および体力の弱っている者では，下痢からの脱水や嘔吐による窒息に注意する。症状が消失した後も3〜7日間ほど患者の便中にウイルスが排出され，二次汚染，二次感染の原因となる。

参考文献

1. 日本食品衛生学会編『食品安全の事典』（朝倉書店，2010年）
2. 厚生労働省監修『食品衛生検査指針　微生物編〔改訂第2版〕』（日本食品衛生協会，2018年）

3. 中込治監修, 神谷茂・錫谷達夫編『標準微生物学 〔第 13 版〕』（医学書院, 2018 年）
4. Matthews, K.R, Kniel, K.E., Montville, T.J. Food Microbiology: An Introduction 4th ed. ASM Press, 2017.
5. 厚生労働省「食中毒統計資料」https://www.mhlw.go.jp/stf/seisakunitsuite/bunya/kenkou_iryou/shokuhin/syokuchu/04.html

---

学習課題

　近年患者数が最も多いカンピロバクターとノロウイルス食中毒に関するニュースを，インターネットで調べ，食中毒が起きた状況（いつ，どこで，どんな食品によって，どんな年齢層の人がなど）について情報を集めてみましょう。

11 生物学的病因Ⅱ（細菌毒素・自然毒）

関崎　勉

《**目標＆ポイント**》　食品内で毒素を産生する細菌や自然毒による健康障害について解説する。
《**キーワード**》　黄色ブドウ球菌，セレウス菌，ウエルシュ菌，ボツリヌス菌，動物性自然毒，植物性自然毒

1．生物毒素による食中毒

細菌毒素と自然毒

　生物毒素による食中毒には，毒素型（食品内毒素型）および複合型（生体内毒素型）に分類される細菌性食中毒の他，自然毒として，動物性自然毒，および植物性自然毒によるものが含まれる。本章では，毒素型として黄色ブドウ球菌，セレウス菌，複合型としてウエルシュ菌，毒素型と複合型としてボツリヌス菌を，動物性自然毒としてふぐ毒，その他の魚介類毒，植物性自然毒としてキノコ毒[1]，その他植物毒と，魚類によるヒスタミン中毒を解説する。

2．黄色ブドウ球菌

（1）病原体の性質と生態

　通性嫌気性グラム陽性球菌の *Staphylococcus aureus* subsp. *aureus* である。食塩濃度3〜10％でも発育する好塩細菌で，低水分活性の食品や環境でも増殖可能である。A〜Dの生物型に型別され，ヒトから

1　キノコは真菌類で厳密には植物ではないが，食生活上は野菜と認識されることから，「食中毒統計資料」（厚生労働省）では植物性自然毒に分類している。

は A 型，ブタ，トリからは B 型，ウシ，ヒツジからは C 型，ウサギからは D 型が分離される。多種類の毒素や病原因子を産生するが，食中毒に関連するのは主に SE；Staphylococcal Enterotoxin と呼ばれる毒素である。SE は，耐熱性および消化酵素（トリプシン）耐性で，通常の加熱調理や消化管では失活しない。SEA, SEB, SEC……と多くの型が見つかっているが，ヒトの食中毒では SEA と SEB が大半を占め，これら毒素産生菌はほぼすべてヒト由来菌である。ヒトをはじめ動物の表皮，鼻腔や生殖器粘膜に生息するが，無毒か毒性の低い表皮ブドウ球菌（*Staphylococcus epidermidis* など）の方が常在菌として多く，通常，黄色ブドウ球菌はいないか少ない。しかし，切り傷やささくれなど表皮が破壊された部分で旺盛に増殖し，化膿巣を形成して，素手での調理作業で食品を汚染し，それが増殖して毒素を産生し，食品内毒素型の食中毒を起こす。

(2) 主な原因食品

　約 60% が原因食品不明だが，判明した食品の 4 分の 1 はおにぎりで，最も多い。その他，みたらし団子，豆大福，サンドイッチなど素手で調理したと思われる食品が含まれる。また，卵焼き，鶏そぼろ，鶏の照り焼き，肉じゃが，炊き込みごはんなど加熱した食品も含まれており，調理前に毒素が産生されていた，あるいは，調理後に冷めてから素手で触れて汚染された可能性が示唆される。

(3) 症状と発生状況

　主症状は嘔吐で，約半数の患者が下痢の症状を呈する。実は，食中毒の原因となる SE は，嘔吐活性はあるが下痢毒性はない。下痢をする詳しいメカニズムは分かっていないが，食品が腐敗しているのに気づかず

食べてしまい，下痢を起こすのではないかと推測されている。重症例では，発熱に加え，ショック症状を伴い入院を要することもある。2012〜18年の食中毒発生は，事件数で20〜40件程度，患者数で300〜1,200人程度になっている。汚染食品中で細菌が増殖しやすい高温多湿な季節として梅雨時期およびその前後と残暑が残る9月頃の発生が多い。

(4) 予防と対処法

　食品製造業者や食品製造従事者への衛生教育（手洗いの徹底，食品の10℃以下での保存，手指に切り傷や化膿巣があるときに，食品に直接触れる調理をしない，調理には帽子やマスクを着用）を徹底させる。家庭でも素手の調理の際には同様の注意をする。さらに，調理後から摂取までの時間を短縮し，低温保存を心がける。ブドウ球菌食中毒に対する特別な治療法はなく，補液など対症療法を行い，下痢止めは使用しない。

3. セレウス菌

(1) 病原体の性質と生態

　通性嫌気性グラム陽性桿菌の *Bacillus cereus* で，芽胞を形成する。芽胞は，熱や消毒薬など物理化学的刺激に抵抗性を示す。土壌細菌で，広く環境（土壌や空気中）に存在し，穀物や野菜を汚染する。食中毒に関連するセレウス菌は，セレウライド（Cereulide）と呼ばれる嘔吐毒を産生するタイプと，下痢毒を産生するタイプに大別される。セレウライドは環状ペプチドで，消化酵素や熱，酸・アルカリに安定で，食品中で産生された毒素は通常の加熱調理では失活しない。一方，下痢毒はタンパク質で，消化酵素（ペプシン，トリプシン）や，60℃以上の加熱，pH 4以下の条件で失活する。

(2) 主な原因食品

　土壌細菌であるので穀物も野菜も汚染されると考えられるが，チャーハンを原因食品とした事例が圧倒的に多く，ピラフ，赤飯，焼きそばなどがそれに続き，コメやコムギなど穀物を使った食品が主な原因となる。

(3) 症状と発生状況

　嘔吐毒による食中毒は食品内毒素型で，潜伏期は 30 分〜 5 時間と短い。主な症状は嘔吐，吐き気で，下痢，腹痛もあるが概ね軽症である。下痢毒は，食品中で産生されても胃酸や消化酵素により失活するので，食品内で増えた菌と芽胞が食べられ，腸管内で増殖して毒素を産生することで起こると考えられ，厳密には生体内毒素型である。したがって，潜伏期は 6 〜 15 時間と長く，下痢を主症状とする。しかし，理由は明確でないが，我が国で報告されるセレウス菌食中毒のほとんどは嘔吐型であるため，一般に本食中毒は食品内毒素型に分類される。

(4) 予防と対処法

　嘔吐型，下痢型いずれの場合も，食品中で原因菌が増えることがそもそもの発生要因となる。セレウス菌は食品における汚染頻度は高く，さらに加熱調理後も芽胞が生残していることから，食品中での菌増殖を押さえることが第一で，調理から摂取までの時間を短くすることと低温保存などの温度管理が最も重要な予防法である。特別な治療法はなく，下痢や嘔吐に対する水分や栄養補給などの対症療法を実施する。

4. ウエルシュ菌

(1) 病原体の性質と生態

　酸素があると発育できない偏性嫌気性グラム陽性桿菌の *Clostridium*

perfringens で，芽胞を形成する。古い学名が *Clostridium welchii* で，和名はこれに由来する。土壌細菌で，ヒトや動物の大腸内にも常在し，下水，河川など環境中に広く生息する。ウエルシュ菌は，α（アルファ），β（ベータ），ε（イプシロン），ι（イオタ）の4種類の主要毒素およびエンテロトキシン（CPE）とトリに対する毒素 NetB の有無で7つに型別され，ヒトや動物に食中毒の他，ガス壊疽，化膿性感染症，敗血症など様々な疾病を引き起こす。その他にも十数種類の毒素が知られているが，同じウエルシュ菌でも菌ごとに産生の有無が異なる。食中毒の原因となるのは，F 型菌で，α毒素と CPE を産生する。土壌細菌のため，野菜や穀物が汚染され，そこに肉類が加わると発育に必要な栄養素が整う。さらに，長時間の煮込みによって溶存酸素が減って嫌気的条件になり，火を止めて 50℃ 以下まで冷めると増殖する。ウエルシュ菌は至適増殖条件では約 10 分で分裂でき，食中毒細菌の中では分裂速度が最も早い。食べた食品中のウエルシュ菌が 10 万個を超えると食中毒になるといわれているが，最初に 100 個しか存在しないとしても，条件がよければ 1 時間 40 分で 10 万個を超える。

(2) 主な原因食品

　野菜（根菜類）と肉を使った煮込み調理が多く，夏はカレー，秋以降は肉じゃがなどの煮物，冬はシチューなどと，季節に応じて多く食される品目に変化しつつ 1 年を通して発生する。

(3) 症状と発生状況

　生体内毒素型であるが，潜伏期は通常 8 ～ 12 時間，平均 10 時間と短く，24 時間以降に発病することはほとんどない。主な症状は腹痛と下痢で，症状は一般的に軽くて 1 ～ 2 日で回復する。下痢は 1 日 1 ～ 3 回

程度で，主に水様便と軟便で，嘔吐や発熱などの症状は極めて少ない。

(4) 予防と対処法

　食中毒は，ウエルシュ菌が1g当たり10万個以上に増殖した食品を摂取することで発生することから，食品中での菌の増殖防止が重要な予防対策である。そのために，加熱調理食品は急速に冷却できるよう小分けし，低温で保存する。保存後に食べる場合は十分に再加熱する。この対策が十分にできない大量調理時での前日調理，室温放置で発生することが多い。そのため，近年の大規模調理の増加，流通形態の変化等に対して，食品事業者等へその予防対策に関する再認識を求める必要がある。また，家庭で煮込み料理を保存するときには，酸素が溶け込むようによくかき混ぜる，火を止めた後に菌が増殖しやすい温度帯（30～50℃）に置く時間が短くなるよう速やかに冷蔵，冷凍する。特別な治療法はなく，発症したら，水分補給を欠かさず，安静にする。

5. ボツリヌス菌

(1) 病原体の性質と生態

　偏性嫌気性グラム陽性桿菌の *Clostridium botulinum* で，芽胞を形成する。毒性の強いボツリヌス毒素を産生するが，他に同様な毒素を産生する *Clostridium butyricum*，*Clostridium baratii* で食中毒が起こることもある。土壌細菌で，土壌，湖沼などに広く分布し，果物，野菜，肉，魚が汚染される。酸素があると増殖できない嫌気性菌のため，食品内環境が嫌気状態になると，芽胞が発芽し増殖して毒素を産生する。ボツリヌス毒素は神経毒素で，コリン作動性神経末端からのアセチルコリンの放出を抑制し，神経から筋肉への伝達が阻害され，全身の筋肉麻痺を生じる。毒素は，A～G型やC型とD型のハイブリッド型が知られ

るが，ヒトでボツリヌス食中毒を引き起こす毒素は，主に A 型，B 型，E 型，まれに F 型である。

(2) 主な原因食品

　ボツリヌス毒素に汚染された食品を摂取することにより発症する食品内毒素型食中毒である。日本では，1984 年の真空パック詰のカラシレンコンを原因とする食中毒事例で多数の患者を出したが，その他にはハヤシライスの具材，あずきばっとう（ぜんざいにうどんが入った食品）等の真空パック詰食品の事例も発生している。缶詰や瓶詰が原因となった事例もあり，日本ではサトイモの缶詰，瓶詰グリーンオリーブによる事例が報告されている。また，自家製いずし類等の魚を使った発酵食品が原因食品の事例もあり，いずれも酸素がない，あるいは極めて少ない状態の食品である。一方，生後 1 年未満の乳児がボツリヌス菌芽胞を経口的に摂取した場合，乳児の消化管内で菌が増殖し，産生されたボツリヌス毒素の作用により発症する生体内毒素型の乳児ボツリヌス症では，ハチミツを原因とする事例が多い。2017 年 2 月には，ハチミツを摂取した 5 ヶ月乳児が本症で死亡し，我が国での初の死亡例となった。

(3) 症状と発生状況

　弛緩性麻痺（全身の違和感，複視，眼瞼下垂，嚥下困難，口渇，便秘，脱力感，筋力低下，呼吸困難など）の症状を呈し，呼吸に必要な筋肉が麻痺して死亡する。乳児ボツリヌス症では，3 日以上持続する便秘，脱力状態，哺乳力の低下，泣き声が小さくなる等の症状が出る。食品に媒介されるボツリヌス食中毒と乳児ボツリヌス症以外にも，創傷ボツリヌス症，成人腸管定着ボツリヌス症，その他，実験室内感染，ボツリヌス毒素製剤を用いた医療行為による副作用や生物兵器による感染がある。

日本での近年の発生は, 2012 年 1 件（2 人）の食中毒, 2017 年 1 件（1 人）の乳児ボツリヌス症がある。

（4）予防と対処法

　食品中での菌の増殖を抑えることが重要で, 120℃, 4 分間以上の加熱を加えていない真空パック詰食品は, 120℃, 4 分間以上加熱加圧処理したレトルトパウチ食品とは区別して冷蔵保管する必要がある。ボツリヌス菌は増えるときに, 臭いガスを出す。食品のパックが膨らむ, 食品を開封したときに変な臭いがするなどしたら, 食べてはいけない。85℃, 5 分間の加熱でボツリヌス毒素は失活するが, 電子レンジでの加熱は有効ではない。乳児ボツリヌス症の予防には, ハチミツは 1 歳未満の乳児には食べさせないように指導する。治療は抗毒素の投与で, 発症から 24 時間以内の投与は, 死亡率を減少させる。重度の場合は, 数週間または数ヶ月の呼吸管理ができる施設での集中治療が必要になる。乳児では, 抗毒素は使用せず, 呼吸管理による対症療法が行われる。合併症がなければ予後は良好で, 死亡率は低い。乳児の場合, 腸内で菌が増殖するため, 回復後も数ヶ月間, 便とともにボツリヌス菌が排出される。入院中だけでなく, 退院後に 1 歳未満の乳児がいる環境では, 特に排泄物に注意するよう保護者を指導することが必要である。ボツリヌス食中毒は, 食品衛生法により届出が義務付けられており, ボツリヌス症は, 感染症の予防及び感染症の患者に対する医療に関する法律により四類感染症として全数の届出を行うよう義務付けられている。

6. 動物性自然毒

（1）ふぐ毒

　ふぐ毒は, テトロドトキシン（TTX）と呼ばれる化学物質で, 青酸

カリの1,000倍以上の毒性がある。動物の神経や骨格筋の細胞膜に存在するナトリウムチャネル（ナトリウムイオンの通過孔）の特定部位に結合してナトリウムの通過をブロックすることで，細胞膜上の活動電位異常を生じ，神経の電気信号が伝わらなくなり筋肉が動かなくなる。そして，呼吸に関係する筋肉の運動停止が死につながる。TTX自体は，フグの体内に生息する細菌が産生し，フグはそれを臓器に蓄積しているだけといわれている。我が国の近海には20種類以上のふぐ類（フグ科，ハリセンボン科，ハコフグ科）が生息しているが，臓器ごとにTTXの含有量は異なる。食用に珍重されるトラフグの場合，卵巣，肝臓および腸に多いが，筋肉（身），皮および精巣（白子）は無毒である。しかし，フグの種類によってはこれらいずれの臓器にも毒がある。近年の事例の多くは，自身や知人が釣ったフグでの魚種の誤認による食中毒で，飲食店ではなく家庭での事例が多い。1996〜2019年の食中毒死亡例の累積では，ふぐ毒食中毒が44人と腸管出血性大腸菌の48人に次いで2位であるが，2010年以降の10年間では5人のみと減少している。フグ以外にも，ツムギハゼ，オウギガニ類，ヒョウモンダコ，バイ，キンシバイ，ボウシュウボラなどがTTXを蓄積することが知られ，我が国でも2010年にキンシバイによる食中毒が発生している。TTXは強毒だが体内での分解は早く，発症してもすぐ人工呼吸をしてやれば，いずれ毒素は分解され治癒する。

(2) その他の魚介類の毒素

　魚類毒では，主に有毒プランクトン（渦鞭毛藻類）が産生する毒素が藻食魚の肝臓に蓄積し，小型肉食魚，大型肉食魚と生物濃縮される。貝類では多くの場合毒素を中腸腺に蓄積する。神経毒，下痢毒，記憶喪失性毒など多彩なものがあるが，同じ魚種や貝類で生育環境により異なる

毒素を保有する場合もある。魚介類由来の毒素とその作用，および魚種，貝種を表 11-1 にまとめる。

　近年発生した動物性自然毒による食中毒に見られるフグ以外の原因食品は，アオブダイ，バラフエダイ，バラハタ，イッテンフエダイなどの魚類と，エゾボラモドキ，チヂミエゾボラ，エゾバイ，ムラサキイガイ（ムール貝），アサリ，ホタテ貝，白ミル貝などの貝類である。自治体が貝毒の検査をしてウェブサイトで公表しており，例えば「東京湾　貝毒情報」で検索すれば，千葉県，東京都，神奈川県の検査成績をすぐに取得できる。潮干狩りなどに行く前にはこれを必ず確認する。

7.　植物性自然毒

(1)　毒キノコ
　自然毒による食中毒の約 50% が植物性自然毒で，そのうち約 80% は毒キノコによる食中毒である。日本には 5,000 種類近くのキノコが自生しているが，食べられるキノコは 100 種類程度，毒キノコは 200 種類程度知られており，残りは毒があるかどうか不明である。毎年，キノコが最も多く生える秋に多くの食中毒事件が起こり，ほとんどは 10 種類程度の毒キノコによる。以下に，死亡例や中毒事件が多いものを概説する。

・ドクツルタケ：秋に林の中の地面に生え，全体が白い色で，柄の上の方にぶら下がった膜，根元には袋（つぼ）がある。食用のシロマツタケモドキやハラタケと外観が似ていることで誤食が起こる。嘔吐，下痢などの胃腸障害が起き，治療をしないと死亡する。

・タマゴテングタケ：夏から秋にかけてブナなどの広葉樹林に生える。名前の通り，最初タマゴのように丸く生え，成長に従いそれが破れて伸びた柄の根元部分につぼとして残る。誤食すると 24 時間以内に吐き気，下痢，嘔吐を示し，その後いったん回復するが，1 週間以内に

表 11−1　魚介類由来の食中毒における毒素とその作用，および魚種，貝種

毒　素	作　用	魚種または貝種
シガテラ毒（シガトキシン，マイトトキシンなど）	徐脈（＜60回／分），血圧低下（＜80 mmHg），温度感覚異常（ドライアイスセンセーション），下痢，吐き気，嘔吐，腹痛，関節痛，筋肉痛，痒み，しびれ	ドクカマス（オニカマス），ドクウツボ，イッテンフエダイ，バラフエダイ，バラハタ，マダラハタ，ナンヨウブダイ，アオブダイ，サザナミハギ，イシガキダイ，ヒラマサなど
パリトキシン	吐き気，嘔吐，腹痛，下痢，悪寒，血圧低下，呼吸困難，歩行困難，胸部の圧迫，麻痺，けいれん	アオブダイ，ハコフグ，ウミスズメ，クロモンガラカワハギ，ヒロハオウギガニ，ウロコオウギガニ
魚卵毒（ジノグネリン）	吐き気，嘔吐，下痢，腹痛	ナガズカ，カワカマス，クロダイ，カジカ類，ナマズ類，メダカ類，
魚類胆嚢毒（5α-キプリノール硫酸エステル）	急性腎不全，肝不全，口唇舌のしびれ，手足麻痺・けいれん	コイ（胆嚢（胆汁），筋肉）
魚類血清毒（イクチオヘモトキシン）	下痢，血便，嘔吐，チアノーゼ，呼吸困難	ウナギ，アナゴ，ウツボ類
ビタミンA（レチノール，レチナール，レチノイン酸）	頭痛，発熱，吐き気，嘔吐，顔面浮腫，下痢，腹痛，顔面頭部の皮膚の剥離	魚類（イシナギ，サメ，マグロ，カツオ，ブリ）の肝臓（10gを超える過剰摂取）
脂質(トリグリセリド，ワックスエステル)	下痢，皮脂漏症	アブラボウズ，バラムツ，アブラソコムツ
麻痺性貝毒（サキシトキシン，ネオサキシトキシン，ゴニオトキシン群など）	軽度の麻痺から全身性麻痺になり呼吸麻痺で死亡（ふぐ毒中毒に類似）	ホタテガイ，アサリ，アカザラガイ，マガキ，ムラサキイガイ，マボヤ，ウモレオウギガニ

毒　素	作　用	魚種または貝種
下痢性貝毒（オガタ酸，ジノフィシストキシン類，ペクテノトキシン類，イェッソトキシン類など）	下痢，吐き気，嘔吐，腹痛	ムラサキイガイ（ムール貝），ホタテガイ，アサリ，アカザラガイ，イガイ，イタヤガイ，コタマガイ，チョウセンハマグリ，マガキなど
記憶喪失性貝毒（ドウモイ酸）	吐き気，嘔吐，腹痛，頭痛，下痢，記憶喪失，混乱，平衡感覚の消失，けいれん，昏睡から死亡	ムラサキイガイ，イガイ，ホタテガイ，マテガイ，モンゴウイカ，ダンジネスクラブ（ホクヨウイチョウガニ），スベスベマンジュウガニ，アンチョビー
神経性貝毒（ブレベトキシン）	口内のしびれとひりひり感，運動失調，温度感覚異常，および吐き気，腹痛，下痢，嘔吐	ミドリイガイ，マガキ，ヌノメオオハナガイ
巻貝の唾液腺毒（テトラミン）	視覚異常（ものが二重に見える），吐き気，ふらつき，船酔い状態	ツブガイ（エゾボラ，エゾボラモドキ，チヂミエゾボラ，ヒメエゾボラ，エゾバイなど）
アザスピロ酸	吐き気，嘔吐，下痢，腹痛	ムラサキイガイ
バイの毒（ネオスルガトキシン，プロスルガトキシン）	視力減退，瞳孔拡大，口渇，言語障害	バイ貝
アワビの毒（ピロフェオホルバイドa）	顔面・四肢の発赤，腫脹，疼痛（光過敏症）	メガイ，トコブシ，クロアワビ，エゾアワビなど

（出所）　日本食品衛生学会編『食品安全の事典』（朝倉書店，2010 年）の情報を基に作成

　　毒素で内臓細胞が破壊され，肝臓肥大，黄疸，内臓出血などが起こり，

悪化すれば死亡する。似た形状で白いシロタマゴテングタケも猛毒で，類似した症状を示し，死亡例もある。茶色のテングタケや赤いベニテングタケも毒キノコで，日本での中毒事例も多いが，下痢，嘔吐，幻覚などの症状を起こすものの，多くは1日で回復する。

- タマゴタケモドキ：夏から秋，ブナやミズナラなどの雑木林の地面に生え，中型で，初め全体が白い被膜に覆われるが，後に被膜が破れ，黄色い傘と細かい黄色のささくれ模様をもった柄が現れる。被膜は柄の基部につぼとなって残る。食用のキタマゴタケと似ていることから誤食し，嘔吐，下痢などの胃腸障害から死に至る例もある。

- カエンタケ：秋に地面に生え，食用のベニナギナタタケと色や形がよく似ていることで誤食が起こる。致死量が3gともいわれる猛毒のキノコである。

- フクロツルタケ：白くまんまるとしたキノコで，柄や傘の部分にはふわふわした糸くずのような細片がついている。吐き気，嘔吐，下痢などに続き，肝臓，腎臓傷害を起こし，死亡例も出ている猛毒キノコである。

- イッポンシメジ：食用のシメジと形状は似るが，やや白みがかっている。食後，下痢，嘔吐などを起こし，死亡例もある。

- ニセクロハツ：食用のクロハツに似ることで誤食する。食後30分以降に嘔吐，下痢などの胃腸傷害を示し，その後18〜24時間で背中の痛み，血尿，言語障害などが現れ，心臓衰弱の後に死亡する。2本以上食べると致死率はかなり高くなる。

- ツキヨタケ：秋にブナの枯れ木や倒木に生え，食用のシイタケやヒラタケに外観が似ていることから誤食が起こり，キノコ食中毒の中で最も発生が多い。激しい下痢と腹痛，嘔吐などが起こる。

- クサウラベニタケ：秋に雑木林の地面に群生する。食用のウラベニホ

テイシメジと同じ時期と場所に生えるため誤食し，ツキヨタケと並び
食中毒事例が多い。傘はネズミ色で径は 5 ～ 10cm，ひだは白から成
熟につれて赤みを帯びる。激しい腹痛と下痢，嘔吐が起こる。

・カキシメジ：秋にクヌギ，シラカシなどの広葉樹林やマツなど針葉樹
林に生える。カサは 3 ～ 8cm，形状や色はシイタケに似ているが，悪
臭や苦みもある。嘔吐，下痢，腹痛など消化器系の中毒症状を呈す。
ツキヨタケ，クサウラベニタケと並び，食中毒事例が多い。

　これらの毒キノコによる中毒だけでなく，繊維質に富む，または微量
の毒物を含む食用キノコの過剰摂食や生食による消化不良，胃腸障害，
腎機能障害が発生することもある。キノコが産生する毒物で判明してい
るものを表 11−2 にまとめる。

　食用キノコと毒キノコを見分けるのは難しく，事故が多く，死亡例が
ある強い毒キノコについて知識をもち，一方で野生キノコをとっても食
べない，人にあげないことが有効な予防法である。

表 11−2　毒キノコによる障害と主な毒キノコおよび毒性物質

障害による型別	症状，障害	代表的キノコ	毒性物質とその作用
肝臓障害，腎臓障害型	下痢，胃腸障害，（コレラ様症状）	ドクツルタケ，シロタマゴテングタケ，タマゴタケモドキ，タマゴテングタケ	アマニタトキシン類（RNA ポリメラーゼ阻害）
		タマシロオニタケ，コテングタケモドキ	アリルグリシン（グルタミン酸脱炭酸酵素阻害），プロパルギルグリシン
		シャグマアミガタケ	ジロミトリン（GABA 合成阻害）

障害による型別		症状，障害	代表的キノコ	毒性物質とその作用
造血障害・心機能不全型		下痢，視力障害，言語障害，心機能障害	ニセクロハツ	ルスフェリン，スルフェロール類
毛細血管・循環器障害型		腹痛，頭痛，嘔吐，下痢，四肢・顔面粘膜性びらん，脱毛，腎不全，循環器不全，脳障害	カエンタケ	トリコテセン類（ロリジン，サトラトキシンHなど）（タンパク質，DNA合成阻害）
神経障害型	ムスカリン型副交感神経麻痺	激しい発汗，だ液分泌亢進，視力障害（縮瞳），徐脈，血圧低下	カブラアセタケ，キイロアセタケ，クロトマヤタケ，シロトマヤタケなど	ムスカリン，ムスカリジン，アセチルコリン
	アトロピン型副交感神経麻痺	異常な興奮，流涎，視力障害（散瞳），うわごと，錯乱，けいれん，筋肉硬直，意識不明	テングタケ，ベニテングタケ，キリンタケなど	イボテン酸，ムッシモール，トリコミン酸（イソキサゾール化合物）
	中枢神経麻痺	幻視，幻聴，言語障害，幻覚，精神錯乱，筋弛緩	シビレタケ，ヒカゲシビレタケ，ワライタケ，オオワライタケなど	シロシビン，シロシン，ブホテニン，バエオシスチン（トリプタミン誘導体）
	末梢血管運動神経刺激	吐き気，しびれ感，全身倦怠，手足末梢の赤腫浮腫と疼痛	ドクササコ	アクロメリン酸が候補
	ジスルフィラム（アンタビュース）	（キノコ摂食後の飲酒で）顔面，頚部，手，胸部の紅潮，頭痛，めまい，心悸亢進，頻脈，血圧低下	ヒトヨタケ，ホテイシメジ	コプリン，デセン酸（いずれもアルコール分解酵素阻害）

障害による型別	症状，障害	代表的キノコ	毒性物質とその作用
消化器障害型	下痢，嘔吐，悪心，	ツキヨタケ，クサウラベニタケ，カキシメジ，ニガクリタケ，アカヒダワカフサタケ	イルジン S, M，タンパク性毒素，ウスタル酸，ファシクロール E,F，ヘベビノサイド

（出所）　日本食品衛生学会編『食品安全の事典』（朝倉書店，2010 年）の情報を基
　　　　に作成

(2) その他の植物性自然毒

　植物には様々な毒物を含んでいるものがある。品種改良によって毒物
を少なくして野菜にしたものでも，部位によっては毒物が残ることがあ
り，それを知らずに食べて食中毒が起こる。山野草にはそのまま毒物を
含むものがあり，別な食用山野草と外観が似ることから誤食して食中毒
を起こすことがある。近年，特に食中毒事件が多いものを以下に解説す
る。

・イヌサフラン：春先の新芽が食用のギョウジャニンニクの葉と似てい
　るために誤食する。近年食中毒事例が増加しており，2014 年以降，毎
　年 1〜2 人の死者を出している。アルカロイドのコルヒチンを含み，
　嘔吐，下痢，皮膚の知覚減退，呼吸困難を起こす。

・スイセン：葉をニラと誤食する事例が毎年春先に繰り返されている。
　また，球根をタマネギやノビロと誤認した事例もある。ヒガンバナに
　も含まれるアルカロイドのリコリン，ガランタミンなどを含み，嘔吐，
　下痢を起こす。

・ジャガイモ：発芽しかけた芽と皮，特に地面から露出して緑色になっ
　た皮にアルカロイドのソラニンおよびチャコニンを含み，これを食べ
　ることで吐き気，嘔吐，下痢，腹痛，頭痛，発熱などを起こす。子ど
　もは成人に比べて感受性が高いと考えられており，学校の教材として

栽培したジャガイモでの事件が多い。

・トリカブト：山菜のニリンソウ，モミジガサ，ナンテンハギとの誤食や，根をショウガと誤認，花の蜜がハチミツに混入したことによる食中毒が起こっている。アルカロイドのアコニチン，メサコニチンなどを含み，交感および副交感神経遮断により，吐き気，嘔吐，腹痛，しびれ，けいれんなどを起こす。近年事例は減少しているが，過去に死者が出ている。

その他，バケイソウ，チョウセンアサガオ，クワズイモ，ギンナン，ヤマゴボウなどでの食中毒も過去には多く発生したが，近年は減少した。

8. 魚類によるヒスタミン中毒

(1) 原因物質

「食中毒統計資料」では化学物質に分類されるが，魚類に付着した細菌が産生するヒスタミンによるアレルギーであることからここに加える。ヒスタミン産生菌は，多くの種類が知られており，海水中に生息する好塩性の海洋細菌と，動物の腸管内にいる腸内細菌に大別される。海洋細菌では，*Photobacterium phosphoreum*，*Photobacterium damselae* などが知られ，これらは漁獲時にすでに魚に付着していると思われる。腸内細菌では，*Morganella morganii*（モルガン菌），*Raoultella planticola* などが知られ，漁獲後の加工時に付着すると考えられる。前者の多くは，0 ～ 10℃でも発育する低温細菌で冷蔵でも増えるため，生の赤身魚やその干物などを長期間冷蔵保存すると，その間に増殖しヒスタミンを生成する。後者は，25 ～ 40℃で発育する中温細菌で，室温で保存した場合に増殖してヒスタミンを生成する。

(2) 主な原因食品

　アミノ酸のヒスチジンが細菌の酵素の作用でヒスタミンに変換される。そのため，ヒスチジンを多く含む赤身魚（マグロ，ブリ，カジキ，サンマ，サバ，イワシ等）とその加工品が多い。海外では鶏肉，ハム，チェダーチーズが原因となった事例もある。

(3) 症状

　多くは，食べた直後から 1 時間以内に，顔面，特に口の周りや耳たぶが赤くなり，蕁麻疹，頭痛，嘔吐，下痢などの症状が出る。重症の場合は，呼吸困難や意識不明になることもあるが，死亡事例は過去にはない。

(4) 予防と対処法

　ヒスタミンは熱に安定で，通常の加熱調理では失活せず，一度生成されると食中毒を防ぐことはできない。そのため，ヒスタミン産生菌の増殖と酵素作用を抑えてヒスタミンを生成させないようにするため，原材料から摂取直前まで一貫した温度管理（冷蔵，冷凍）が必要である。特に，魚の場合は，死んだ瞬間からヒスタミン産生菌が活動を始めること，海洋細菌は冷蔵でも増殖できることに注意し，長期の保存は避ける。また，ヒスタミン産生菌はエラや消化管に多く存在するので，魚のエラや内臓はできるだけ早く除去する。鮮度が低下したおそれのある魚は食べない。また，ヒスタミンを高濃度に含む食品を口に入れた時，くちびるや舌先に通常と異なる刺激を感じることがある。この場合は，食べずに処分する。

参考文献

1. 中込治監修, 神谷茂・錫谷達夫編『標準微生物学〔第13版〕』(医学書院, 2018年)
2. 日本食品衛生学会編『食品安全の事典』(朝倉書店, 2010年)
3. 厚生労働省「自然毒のリスクプロファイル」
   https://www.mhlw.go.jp/stf/seisakunitsuite/bunya/kenkou_iryou/shokuhin/
   syokuchu/poison/index.html

学習課題

1 厚生労働省「食中毒統計資料」(https://www.mhlw.go.jp/stf/
   seisakunitsuite/bunya/kenkou_iryou/shokuhin/syokuchu/04.html)
   の「過去の事件一覧」から過去5年の食中毒発生事例成績をダウン
   ロードし, 原因物質が黄色ブドウ球菌で原因食品が判明した事例に
   ついて, 調理過程のどこでヒトの素手に触れたのか考えてみましょ
   う。
2 同じく「過去の事件一覧」の過去5年の成績から原因物質が自然
   毒のうち, フグ, または, 毒キノコ以外を原因とした事例にどのよ
   うなものがあるか調べてみましょう。

12 | 生物学的病因Ⅲ（寄生虫）

関崎　勉

《**目標＆ポイント**》　寄生虫による健康障害について解説する。
《**キーワード**》　トキソプラズマ，肉胞子虫，ナナホシクドア，肺吸虫，肝蛭，
裂頭条虫，有鉤条虫，アニサキス，旋毛虫

1.　寄生虫性食中毒

　衛生状態の改善が進み多くの寄生虫病の発生は少なくなったが，ヒト
以外の動物を宿主とする寄生虫に，その動物の肉などを加熱不足のまま
摂取することで感染する食中毒事件が発生している。寄生虫には，大き
く分けて，原虫，吸虫，条虫および線虫がある。原虫は単細胞の真核生
物で，大きさは細菌よりも大きいが，およそ 10 ～数十 µm で，肉眼で
は見えない。細胞分裂は，無性生殖の 2 分裂だけでなく，配偶子を形成
して 2 個体が接合する有性生殖の過程もある。感染性の胞子（オーシス
ト）に汚染された食品や成虫を含む食肉等の摂取により食中毒を起こす。
一方，吸虫，条虫や線虫は，多細胞生物で卵から成虫に至るまでに様々
な形態に変態し，無性生殖および有性生殖を行う過程があり，成体が雌
雄異体のものもある。主に，虫卵を含む（または汚染された）食品や幼
虫を含む食肉や魚介類を加熱不足で摂取することで食中毒を起こす。寄
生虫の分類は，近年，形態や生活環だけでなく，分子系統解析も行われ
て，これまでの分類が再検討されており，今後もさらに修正される可能
性がある。本章で扱う寄生虫の分類は，日本寄生虫学会が作成した新寄

生虫和名表を参考に表 12−1 に記載した。寄生虫の学名も，細菌と同様
に属と種の 2 命名法で表される。

2. トキソプラズマ

　原虫で，学名は *Toxoplasma gondii* である。固有宿主はネコだが，
鳥類を含むほとんどの恒温動物に感染する。ネコは日齢に関係なく初感
染した場合に，感染性オーシストを排泄するが，その他の動物では生活
環が完結せず，体内にシストとして留まる。図 12−1 に示すように，ネ
コが感染すると，トキソプラズマは腸管上皮に侵入して無性生殖で増殖
しメロゾイトとなった後，雌雄の配偶子（マクロガメートとミクロガメー
ト）を形成する。両者は有性生殖により腸管細胞内で融合してザイゴー
トとなった後，オーシストとして糞便中に排泄される。排泄直後のオー
シストは未成熟で感染性はないが，1 〜 5 日後にオーシスト内に 4 個の
スポロゾイトを含む 2 個のスポロシストを形成して感染性オーシストと
なる。オーシストは外環境に対し非常に丈夫で，土壌や水中などの環境
中に数ヶ月〜 1 年以上は生存して感染力を保持する。したがって，ネコ
の糞が形もなくなったような数ヶ月後の土壌でも，十分に感染源となる。
ネコ以外の動物に感染した場合は，感染後，宿主の免疫応答が発動する
と，タキゾイトが中枢神経系や筋肉内で直径 40 〜 50µm 程度のシスト
と呼ばれる虫体の集合体構造になり長期間生存する。シストは安定な壁
に覆われているため，免疫系の攻撃を受けずにシスト内部で緩やかに増
殖・生存を続け無数のブラディゾイトを形成する。ヒトの感染は，ネコ
が糞便中に排泄したオーシストを含む飛沫を経口的に摂取，またはシス
トを含む動物の肉を生や加熱不足で摂取して起こる。宿主が妊娠中であ
れば，シストが形成される前の活発に分裂している時期に，胎盤を通過
して胎児に移行し，脈絡網膜炎，脳内石灰化，水頭症，流産，死産など

表 12−1 日本寄生虫学会による本章で扱う寄生虫の分類

Kingdom 界	Phylum 門	Class 綱	Order 目	Family 科	Genus 属 Species 種（および Subspecies 亜種）
Alveolata* アルベオラータ界	Apicomplexa アピコンプレックス門	Coccidia コクシジウム綱	Eucoccidiorida 真コクシジウム目	Sarcocystidae 肉胞子虫科	Toxoplasma gondii トキソプラズマ Sarcocystis fayeri フェイヤー肉胞子虫 Sarcocystis cruzi クルーズ肉胞子虫 Sarcocystis hominis ヒト肉胞子虫 Sarcocystis suihominis
Animalia 動物界	Myxozoa ミクソゾア門	Myxosporea 粘液胞子虫綱	Multivalvulida 多殻目	Kudoidae クドア科	Kudoa septempunkutata ナナホシクドア
	Platyhelminthes 扁形動物門	Trematoda 吸虫綱	Plagiorchiida 斜睾吸虫目	Paragonimidae 肺吸虫科	Paragonimus uestermanii ウェステルマン肺吸虫 Paragonimus skrjabini miyazakii 宮崎肺吸虫
			Echinostomida 棘口吸虫目	Fasciolidae 蛭状吸虫科	Fasciola hepatica 肝蛭 Fasciola gigantica 巨大肝蛭
		Cestoda 条虫綱	Diphyllobothriidea 裂頭条虫目	Diphyllobothriidae 裂頭条虫科	Dibothriocephalus nihonkaiensis 日本海裂頭条虫 Dibothriocephalus latus 広節裂頭条虫 Spirometra erinaceieuropaei マンソン裂頭条虫
			Cyclophyllidea 円葉目	Taeniidae テニア科	Taenia solium 有鈎条虫 Taenia saginata 無鈎条虫
	Nematoda 線形動物門	Secernentea 双腺綱	Ascaridida 回虫目	Anisakidae アニサキス科	Anisakis simplex ミンクジラアニサキス Anisakis typica スジイルカアニサキス Anisakis physeteris マッコウクジラアニサキス Pseudoterranova decipiens トドニュードテラノバ
			Spirurida 旋尾線虫目	Tetrameridae テトラメレス科	Crassicauda giliakiana アカボウ旋尾線虫
		Adenophorea 双器綱	Enoplida エノプルス目	Trichinellidae 旋毛虫科	Trichinella spiralis 旋毛虫 Trichinella nativa Trichinella britoni

本表では、亜綱、亜目、亜科、上科は省略した。
*アルベオラータ界については、暫定的でまだ分類は不明である。
（出所）和名は日本寄生虫学会編・新寄生虫和名表を参照し筆者作成

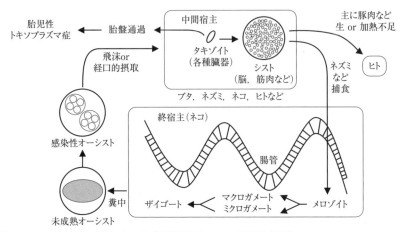

図12－1　トキソプラズマの生活環とヒトへの感染経路

感染時期や感染部位に応じた胎児性トキソプラズマ症を発症させる。抗菌薬のサルファ剤は，タキゾイトなど活動期の虫体には効果があるが，シストには効果がない。食の安全の観点からブタの感染が重要視され，農林水産省の家畜伝染性疾病統計を見ると，近年の発生はほとんどなくなった。しかし，わずかに見つかった症例は主にトキソプラズマが活動期にあるものを発見したと思われ，筋肉内にシストを形成したブタの存在率は不明である。実際，ブタが感染したことを示す抗体の有無で調査した結果，日本の健康なブタの約5％が感染していると推定される。健康な成人では感染しても，通常は不顕性感染で症状を見せることはない。しかし，妊婦または妊娠する可能性のある女性は注意が必要である。すなわち，ネコを飼育しているならば，糞はオーシストが未成熟なうちの24時間以内にポリ袋に封入して捨てる。豚肉に限らず牛肉，鶏肉，ジビエなどは，生食や加熱不足では食べず，中心まで十分火を通して食べる。野良猫が糞をする可能性のある砂場など遊び場を避けることである。

3.　肉胞子虫

　住肉胞子虫とも呼ばれる原虫である。近年，馬刺しによる食中毒の原
因として注目されたのは，フェイヤー肉胞子虫で，イヌ科動物を終宿主，
ウマを中間宿主とし，学名は *Sarcocystis fayeri* である。図 12-2 に示
すように，中間宿主（ウマ）の筋肉内にサルコシスト（肉胞子）が形成
され，その肉を終宿主であるイヌ，タヌキなどのイヌ科動物が食べると
中に含まれていた多数のブラディゾイトが小腸粘膜上皮に入り，腸管粘
膜固有層で雌雄の配偶子母細胞（マクロガモントとミクロガモント）に
変化した後，無性生殖で複数の配偶子（マクロガメートとミクロガメー
ト）となる。次いで，雌雄のガメートが有性生殖で融合して接合子（ザ
イゴート）になり，周囲に被膜，被殻が形成されオーシストが細胞外に
出る。オーシストには 4 個のスポロゾイトを含む 2 個のスポロシストが

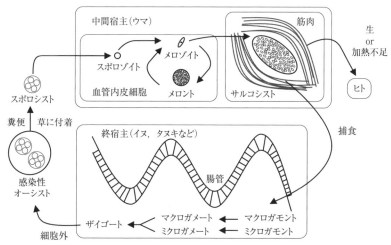

図 12-2　フェイヤー肉胞子虫の生活環とヒトへの感染経路

含まれ，このスポロシストが終宿主の糞便中に排泄される。スポロシストは牧草などに付着して中間宿主に経口的に摂取され，腸管で脱嚢して血管内皮細胞で増殖しメロゾイトとなり，メロントを経て増殖しつつ，メロゾイトが横紋筋に移行してサルコシストを形成する。ヒトは，生または加熱不足のウマの肉を摂取して感染する。症状は，食後1日以内に，嘔吐，下痢，腹痛を示すが，いずれも一過性で数日内に完治する。現在は事例がほぼ見られなくなったが，他にもウシを中間宿主とするクルーズ肉胞子虫（学名 *Sarcocystis cruzi*）や，ヒトおよびサルを終宿主とし中間宿主がウシやブタの肉胞子虫（それぞれ，学名 *Sarcocystis hominis*, *Sarcocystis suihominis*）が知られる。日本のウマでのフェイヤー肉胞子虫の感染率は，もともと十数パーセントだったとされているが，近年，感染率の高い海外からの輸入馬が増えたことで食中毒が顕在化したと思われる。馬肉中のフェイヤー肉胞子虫は，0〜4℃では24時間後でも生存しているが，凍結には弱く，−20℃，48時間の凍結で感染性を失うことから，生食用馬肉を一定時間以上凍結することで予防でき，この処置を行ったことで食中毒事件は激減した。

4. ナナホシクドア（粘液胞子虫）

　近年，食中毒の原因として注目された原虫はナナホシクドア（学名 *Kudoa septempunkutata*）である。クドアの名称は，米国原生動物学会設立者の1人で粘液胞子虫研究者だった工藤六三郎の名をとったものである。球状または星形に近い約10μmの虫体（胞子）の中に数個の極嚢と呼ばれる小室をもつ。海洋性魚類に寄生し，中間宿主は他の *Kudoa* 属原虫と同様にゴカイなどの小動物と考えられているが特定されておらず，また，生活環に関しても詳しいことは解明されていない。2000〜10年頃に，主にヒラメの刺身を原因食品とした食中毒が多く発

生した。そのため，ヒラメ養殖において，稚魚と出荷前成魚の抜き取り
による遺伝子検査を行うようになり，日本産養殖ヒラメでの食中毒発生
はほぼなくなったが，天然物あるいは輸入物による事例は発生している。
症状は，食後 1 日以内に吐き気，嘔吐，腹痛，下痢などの消化器症状を
呈す。通常は軽症で，1 日以内に自然回復し，周囲へ拡大することもない。
Kudoa 属には他にも多くの種が知られており，マグロ，ブリ，カンパ
チなどに寄生する種もあるが，食中毒との関連性は明らかでない。クド
アは凍結には弱く，－20℃，4 時間の凍結で死滅する。したがって，予
防には，天然物や輸入物ヒラメの生食を避けるか，凍結処理したものを
食べることである。

5. 肺吸虫

　日本で食中毒の原因となるのは，ウェステルマン肺吸虫（学名
Paragonimus westermanii）と 宮 崎 肺 吸 虫（ 学 名 *Paragonimus
skrjabini miyazakii*）[1] の 2 種で，前者には染色体が 2 倍体のものと 3
倍体のものが知られる。いずれも形態は厚みがあり，コーヒー豆状を呈
す。図 12-3 に示すように，終宿主の肺に虫嚢を形成した成虫が虫卵を
産み，喀痰や糞便に混じり外界に排出される。これが水中で孵化してミ
ラキジウムとなり，第 1 中間宿主のカワニナ（ウェステルマン肺吸虫）
やホラアナミジンニンニナまたはカワネミジンツボ（宮崎肺吸虫）などの淡
水性巻貝に侵入する。貝の中でスポロシストに成長し，さらに，レディ
アからセルカリアに変態する。水中に出たセルカリアは，第 2 中間宿主
の淡水性カニ（ウェステルマン肺吸虫ではカニモズクガニ，サワガニ，
アメリカザリガニ，宮崎肺吸虫ではサワガニ）に侵入し，そのエラ，肝
臓，筋肉でメタセルカリアになる。このメタセルカリアを含む第 2 中間
宿主を摂取して，ヒトを含む終宿主が感染する。ヒト以外の終宿主は，

1　宮崎肺吸虫は，*P. skrjabini* に近縁の *Paragonimus miyazakii* とされてきたが，
　P. skrjabini の亜種 *miyazakii* となった。

214

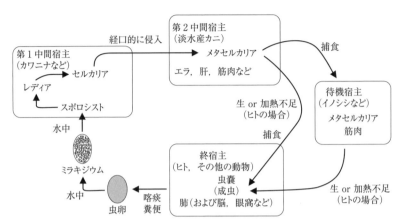

図 12−3　肺吸虫の生活環とヒトへの感染経路

ウェステルマン肺吸虫の 2 倍体がタヌキ，キツネ，イヌなど，3 倍体が
イヌ，ネコなど，宮崎肺吸虫では，イタチ，テン，イヌ，ネコなどであ
る。また，イノシシはカニを食べて感染し，待機宿主となってメタセル
カリアが筋肉内に長く残る。ヒトは，イノシシ肉を生または加熱不足で
摂取して感染する。成虫が肺に寄生すると，感染初期では腹痛と胸痛，
好酸球増多，咳，血痰を呈し，さらに気胸，胸水の貯留も見られる。ま
た，どの肺吸虫も脳，眼窩，腹腔内臓，泌尿生殖器など人体各所に異所
寄生し，髄膜炎症状，失明，皮下腫瘤などを起こす。予防は，第 2 中間
宿主である淡水性カニおよび待機宿主である野生イノシシの肉を生や加
熱不足で摂取しないことである。また，上記の淡水性カニを加熱調理す
る際に，調理器具等への二次汚染が起きないよう注意することである。

6.　肝蛭

　ウシ，ヒツジ，ヤギなどの草食獣の肝臓に寄生して，家畜生産に多大
な被害を与える吸虫で，学名は *Fasciola hepatica*[2] である。図 12−4 に

2　肝蛭の代表種は *F. hepatica* であるが，日本産肝蛭は *F. hepatica* と巨大肝蛭
Fasciola gigantica との交雑種子孫である。

示すように，草食獣の肝臓に寄生する成虫から産出された虫卵が，胆管から腸管に入り糞便とともに排出される。水中で孵化してミラキジウムとなり，これが中間宿主のヒメモノアラガイに侵入して，スポロシストに成長し，さらにレディアからセルカリアに変態する。セルカリアは貝から水中に出て，水草や牧草などに付着してメタセルカリアとなる。これが草食獣に摂取され，小腸で脱嚢して腸壁を穿通して腹腔に出る。次いで肝臓の表面から実質内に侵入し，胆管に達して成虫に発育する。ヒトは，メタセルカリアが付着したセリ，クレソン，タガラシなどの水生野菜や，幼虫を含む肝臓を摂取することで感染する。主な症状は，右上腹部痛，発熱，下痢，嘔吐，好酸球増多などで，重篤化すると胆石様疼痛，閉塞性黄疸，肝硬変を起こすことがある。肝臓以外では，皮下，脳，子宮などの異所寄生の報告もある。予防には，畜産地域での自然栽培による水生植物の生食を避ける，牛レバーや腸管を生または加熱不足で食べないことである。

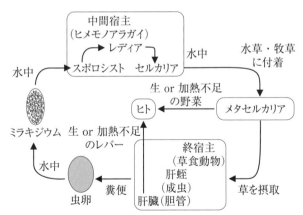

図12-4 肝蛭の生活環とヒトへの感染経路

7. 裂頭条虫

　条虫は一般にサナダムシと呼ばれる。食品に由来して感染する裂頭条虫には，海産サケ類の生食で感染する日本海裂頭条虫（学名 *Dibothriocephalus nihonkaiensis*）[3]と，淡水マス類の生食で感染する広節裂頭条虫（学名 *Dibothriocephalus latus*）がある。また，マンソン裂頭条虫（学名 *Spirometra erinaceieuropaei*）は，地鶏，野鳥，カエル，ヘビの生食で感染する。図12−5(A)に示すように，日本海裂頭条虫と広節裂頭条虫の終宿主は，ヒト，イヌ，ネコ，ブタ，キツネ，クマなどの哺乳類で，第2中間宿主である魚類とともに摂取されると，その小腸内で体節が長く連なった条虫（ストロビラ，成虫）となり，産卵を開始する。体節の子宮口から産出された虫卵が，水中で孵化してコラシジウムとなり，第1中間宿主であるケンミジンコに捕食され，そこでプロセルコイドに成長する。これが第2中間宿主の魚類に捕食されてプレ

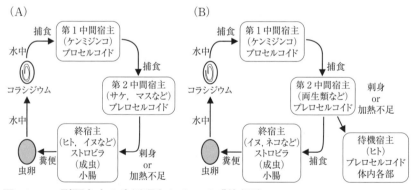

図12−5　裂頭条虫の生活環とヒトへの感染経路
(A)日本海裂頭条虫と広節裂頭条虫，(B)マンソン裂頭条虫

3　日本海裂頭条虫と広節裂頭条虫は，*Diphyllobothrium* 属に分類されていたが，*Dibothriocephalus* 属に変更された。

ロセルコイドになる。ヒトは，刺身または加熱不足の魚肉の摂取で感染
し，下痢，腹痛，腹部膨満感，全身倦怠，体重減少，めまいなどの症状
を呈す。図 12-5 (B)に示すように，マンソン裂頭条虫のプレロセルコイ
ドは，両生類，は虫類，鳥類，哺乳類と広範囲の動物を第 2 中間宿主と
する。イヌ，ネコ，タヌキ，キツネが終宿主でその腸管に成虫が寄生す
る。ヒトは待機宿主で，プレロセルコイドが幼虫のまま体内各部に移動
して腫瘤を形成し幼虫移行症を起こす。寄生部は，皮下組織が最も多い
が，眼瞼，頭蓋骨，脊髄，心囊に寄生し，重篤な症状を示した事例があ
る。予防には，食品を加熱処理する，あるいは，-20℃で 7 日間，また
は-35℃で 15 時間冷凍処理を行う。

8.　有鉤条虫

　有鉤条虫（学名 *Taenia solium*，一般名 pork tapeworm）は，ブタ
を中間宿主，ヒトを終宿主とする。ヒトの腸管内で成熟し多数の体節が
連なった条虫（ストロビラ，成虫）となり，頭節には小鉤がある。図
12-6 に示すように，体節内の子宮には虫卵が蓄積され，各体節（エフィ
ラ）がストロビラから離断して，糞便とともに外界に出て，中間宿主に
経口的に摂取される。虫卵にはすでに六鉤幼虫が含まれており，中間宿
主の腸管内で孵化すると小腸壁から侵入して，血行性またはリンパ性に
全身の筋肉に達して囊虫となる。ヒトは，囊虫を含む豚肉などを，生ま
たは加熱不足で摂取して感染する。ヒトが，囊虫を摂取してから 2～3 ヶ
月経つと成虫となり腸管に寄生する。その後，成虫の体節が切断されて
睡眠や歩行時でも肛門周囲に出てきて不快感を与える。また，腹部不快
感，腹痛，下痢，食欲減退などを起こす。ヒトでは，自己または他人の
糞便を介して経口摂取された虫卵から孵化した六鉤幼虫が，中間宿主の
ときと同様に，小腸壁に侵入して全身各所に移行する。特に脳，脊髄，

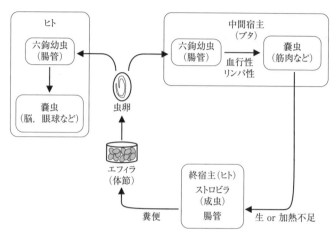

図12-6　有鉤条虫の生活環とヒトへの感染経路

眼球などに寄生して，囊虫を形成した場合，極めて重篤な症状を示す有鉤囊虫症を起こす。虫卵の摂取には，汚染された野菜や水を経口的に，または，手についた虫卵を直接摂取するのに加え，感染者の腸内で産卵された虫卵にそのまま感染する自家感染がある。同属の無鉤条虫（学名 *Taenia saginata*，一般名 beef tapeworm）は，ウシを中間宿主とし，通常は腸内にのみ寄生して，腹部不快感，腹痛，下痢，食欲減退などは起こすが，幼虫移行症としての囊虫症を起こすことはない。予防には，生または加熱不足の豚肉を食べないことで，特に流行地である海外での非加熱調理品や加熱不足の食品を食べないことである。

9. アニサキス

　海産魚介類に寄生する線虫で，食中毒の原因となるのは，ほとんどがミンククジラアニサキス（学名 *Anisakis simplex*）だが，一部に *Anisakis* 属の別種（表12-1）や *Pseudoterranova decipiens* によるも

のも報告されている。イルカ，クジラ（*Anisakis* 属），アザラシ，トド（*Pseudoterranova* 属）など海洋性哺乳類を終宿主として，成虫はその胃に寄生する。図 12-7 に示すように，雌雄の成虫が交接して産んだ虫卵には，すでに第 1 期から第 2 期幼虫が含まれており，糞便とともに海中へ放出されて孵化し，オキアミなどの甲殻類に経口的に摂取されて第 3 期幼虫にまで発育する。さらに，食物連鎖上位の魚類やイカが第 2 中間宿主となり，その消化管や内臓などに留まる。この時の幼虫は，10 ～ 40mm で肉眼でも確認できる。第 2 中間宿主が大型肉食魚類（待機宿主）に捕食されても，第 3 期幼虫のままである。第 2 中間宿主または待機宿主が終宿主に捕食され，第 4 期幼虫を経て成虫となる。ヒトは，第 2 中間宿主または待機宿主を，刺身または加熱不足で摂取して感染し，食後約 1 時間～ 2 週間で発症する。ヒトでは，胃アニサキス症と腸アニサキス症とがあり，前者では，食後数時間～十数時間後に，胃の収縮を伴う激痛，悪心，嘔吐を呈する。後者では，食後十数時間で，下腹部激痛，腹膜炎症状を呈する。しかし，ヒトの体内では第 3 期幼虫のまま成虫に

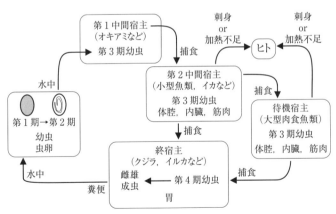

図 12-7　アニサキスの生活環とヒトへの感染経路

はなれず，通常，3週間で排泄される。また，まれに消化管を穿通して腹腔，腸間膜，肝臓，胸腔などに移行することもある。アニサキス症は世界中で見られ，北アジア，西欧で多い。日本では以前より食中毒の発生があったが，事例1件に患者1人という小規模な事件がほとんどだったため，報告漏れが多かった。2000〜10年頃の他の寄生虫性食中毒の増加に対応して個別の報告が義務付けられたことで記録上の発生数が急増し，2018年には原因別事件数がノロウイルスやカンピロバクターを抜いて第1位となった。予防としては，生食の場合，鮮度の高いうちに内臓を除去し，虫体は肉眼で確認できることから腹腔内壁などに寄生するものを調理段階で除去する。ヒトの症状は，即時型過敏症（アレルギー）で，死んだ虫体でも反応するとの報告もあり，予防には虫体を完全に取り除く必要がある。幼虫は，60℃では数秒で，70℃では瞬時に死滅する。一方，−20℃で死滅させるには1〜数日冷凍する必要がある。胃内に寄生するので，酸には抵抗性で，シメサバなど食酢の処理では死なない。

10. 旋毛虫（トリヒナ）

　哺乳類，鳥類，は虫類など動物の筋肉に寄生する線虫で，食中毒の原因となる代表種は，学名 *Trichinella spiralis* であるが，日本に分布しているのは，*Trichinella nativa*（北海道）と *Trichinella britoni*（本州，北海道）である。図12-8に示すように，感染動物の筋肉を経口的に摂取して感染し，これが成虫となって小腸粘膜に寄生し腸トリヒナとなり，腹痛，下痢などを起こす。その後，雌成虫は1,000匹以上の幼虫を産む。幼虫は血行性またはリンパ性に全身に分散し，筋肉に到達して被嚢し筋肉トリヒナとなる。これが，筋肉痛，浮腫，発熱，好酸球増多を引き起こす。自然界では，感染個体の肉が捕食されることで，様々な動物に感染が繰り返され，ヒトでは，家畜または野生動物の肉を生または加熱不

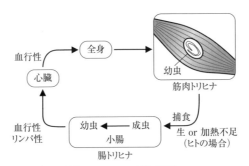

図12-8　トリヒナの生活環とヒトへの感染経路

足で摂取し感染する。19世紀後半にドイツを中心とする西欧諸国で，豚肉の生食による事例が多く出たことがあったが，近年ではイタリア・フランスで馬肉の生食による事例が発生した。日本では，ブタから検出されたことはなく，熊肉の刺身やルイベでの食中毒症例がある。−20℃で20日間，−28.9℃で6日間の凍結処理は *T. spiralis* の殺滅には有効だが，*T. nativa*，*T. britoni* には無効である。熱にも強く，肉の内部がピンク色では加熱不足で，完全に死滅させるにはすべて灰色になるまで加熱する必要がある。したがって，ブタや野生動物肉の生や加熱不足での摂取は避けなければならず，特に *T. nativa*，*T. britoni* が分布する日本では，凍結肉やルイベは感染する可能性がある。

11. アカボウ旋尾線虫

1987年に生食用ホタルイカの流通が日本で始まり，これによる食中毒の原因となった線虫である。終宿主，成虫や生活環境など不明な点が多いが，ツチクジラの腎臓に寄生するアカボウ旋尾線虫 *Crassicauda giliakiana* の幼虫といわれている。旋尾線虫の幼虫は，Type Ⅰ 〜 ⅩⅢ に型別されており，食中毒を起こすのはそのうち Type Ⅹ である。太さは

0.1〜0.2mm，長さ5〜10mm の透明な線虫で，肉眼で確認するのは難しい。ヒトが感染すると，皮膚に線状の爬行疹，腸閉塞を含む急性腹症，眼寄生による視力障害を起こす。日本では1994年に加熱または冷凍後のものだけが流通するようになり，食中毒事件は激減した。予防は，ホタルイカの「踊り食い」や，内臓付き未冷凍の刺身を避けることである。

参考文献

1. 板垣匡・藤﨑幸藏編著『動物寄生虫病学〔四訂版〕』（朝倉書店，2019年）
2. 日本獣医寄生虫学会監修『寄生虫病学〔改訂版〕』（緑書房，2017年）
3. 日本食品衛生学会編『食品安全の事典』（朝倉書店，2010年）
4. 厳佐庸・倉谷滋・斎藤成也・塚谷裕一編『岩波生物学辞典〔第5版〕』（岩波書店，2013年）

学習課題

　寄生虫には複雑な生活環をとるものが多いが，ヒトが食品を通じて感染する経路と，それに対応した予防法についてまとめてみましょう。

13 | 生物学的病因Ⅳ（社会的要因）

関崎　勉

《**目標＆ポイント**》　社会や時代の変化に伴い顕在化した食品健康被害について解説する。
《**キーワード**》　生食による食中毒，豚肉の生食の危険性，ジビエに潜む病原体，薬剤耐性菌，牛海綿状脳症

1. 社会や時代の変化と食中毒事件の変化

　時代とともに食生活も変化し，それに伴いこれまでなかった食中毒が社会問題となったり，新たな病原体の出現で人々に脅威を与える事件が発生したりしている。ユッケやレバ刺しなどの肉の生食により起こった腸管出血性大腸菌を原因とする大規模な集団食中毒は，肉の生食に関する食品衛生法の改正に発展した。一方，ウェブ上に掲載される様々な料理レシピは，手軽に得られる情報として重宝されている。しかし，中には食中毒のリスクが高いものが掲載されることがある。ウェブ上のレシピを見て，ハチミツを加えた離乳食を乳児に食べさせ，乳児ボツリヌス症の死亡事件が起きたことは第11章で述べた。当時，同じウェブ記事には豚肉を生のまま食べるレシピも掲載されており，肉の生食の危険性は忘れられていた。野生鳥獣による農作物被害への対策として，野生鳥獣肉をジビエとして食べる機会が増加している。野生鳥獣は管理された環境で飼育された家畜とは違い，より一層の注意が必要である。また，食品に含まれる薬剤耐性菌に対しても，消費者は危機感を抱いており，

その危険性についても正しく理解すべきである。本章では，これら時代の移り変わりや社会の変化とともに問題化した食中毒について解説し，最後に，それら様々な生物学的病因から，身を守るための心構えについても述べる。

2. 生食と食中毒

2011 年 4 月下旬に始まる焼き肉チェーン店でのユッケを原因とする腸管出血性大腸菌食中毒では，加工センターでの食材の集中調理によるものだったため，患者数が多い広域な集団食中毒となり，死者 5 人という痛ましい事件に発展した。最初の患者は急激に容態を悪化させて脳症を発症した。腸管出血性大腸菌感染症では，発症後期に溶血性尿毒症症候群（HUS）を発症することが知られていたが，この事件のように脳症を発症するとさらに深刻な状況を招く恐ろしい感染症であることを見せつけられた。日本では，もともと魚介類を刺身として生食する習慣があり，生食に対する抵抗感が薄い。また，近年では，調理過程での衛生状態が向上したことから，ウシやニワトリの肉やレバーなどの生食の機会が増えたことも惨事を生み出した原因と思われる。本来，肉の生食には細心の注意が必要だったのである。その後，食品衛生法が改正され，牛肉生食の規格基準設定と牛レバー生食が禁止された。しかし，法律で禁止されていないからと豚レバーの刺身を提供する飲食店が出現した。そのため，ブタに関しても肉およびレバーなどの生食による提供が法律で禁止された。これら一連の事件から，肉の生食の危険性や豚肉は生で食べてはいけないという昔からの知恵が，多くの調理事業者や消費者に継承されていなかったことが明らかになった。

3．豚肉の生食の危険性

　豚肉や豚レバー等はなぜ生食してはいけないのか。それは，豚肉等を汚染する可能性のある病原体が通常の食中毒（下痢や嘔吐）だけでなく，命に関わるような重大事案（表 13-1）を引き起こすからである。カンピロバクター，サルモネラは食中毒の原因となるが，このうちブタに潜むサルモネラの血清型 Choleraesuis は，下痢よりも敗血症を起こす可能性が高いことが知られている。それ以外にも，髄膜炎，難聴や劇症型感染症を起こす豚レンサ球菌（*Streptococcus suis*）は，健康なブタの多くが保有している。また，敗血症や局所の蜂窩織炎（類丹毒）を起こ

表 13-1　ブタに潜む主な病原体とそれらによる疾病や症状

病原体	疾病または症状
カンピロバクター	胃腸炎（嘔吐，下痢），ギランバレー症候群
サルモネラ	血清型 Typhimurium などによる胃腸炎（嘔吐，下痢），血清型 Choleraesuis による敗血症
豚レンサ球菌	髄膜炎（難聴を伴う），心内膜炎，敗血症，劇症型感染症
リステリア	脳炎，髄膜炎，心内膜炎，腹膜炎，骨髄炎，化膿性関節炎，胆嚢炎，胎児感染による早産・死産
豚丹毒菌	類丹毒症（局所の蜂窩織炎やリンパ節炎），敗血症
レプトスピラ	敗血症（頭痛，筋肉痛，悪寒，発熱など），髄膜炎，視神経炎，末梢神経障害，黄疸，貧血，意識障害など
E 型肝炎ウイルス	肝炎（劇症肝炎では致死率は高い）
トキソプラズマ	流産，死産，胎児性トキソプラズマ症（眼や脳の障害）
有鉤条虫	嚢虫症（脳障害，失明，脊髄障害など）
アジア条虫	有鉤条虫とほぼ同様な嚢虫症
トリヒナ	トリヒナ症（筋肉痛，浮腫，腹痛，下痢）

す豚丹毒菌 (*Erysipelothrix rhusiopathiae*)，脳炎を起こすリステリア
(*Listeria monocytogenes*) などが食肉を汚染している可能性もある。E
型肝炎ウイルスは，飼育されているブタのほぼ100% が感染している。
トキソプラズマ，有鉤条虫については第 12 章で解説した。これらの生
物学的病因が豚肉に潜む可能性は，現代の日本では概して低いと考えら
れるが，ないとは言い切れず，万一感染した場合の病気の重大さを考え
ると，豚肉や豚レバー・ホルモン等の生食をしてはならないのは言うま
でもないことである。

4. ジビエに潜む病原体

ジビエとは，狩猟で得た天然の野生鳥獣の食肉を意味するフランス語
で，欧州では貴族の伝統料理として古くから発展してきた食文化である。
もともとは，自分の領地で狩猟ができるような上流階級の貴族のための
高級食材であった。日本では，もともと，山野でシカやイノシシ等の野
生動物を捕獲して食べていた。一方で，飛鳥時代 675 年の肉食禁止令や
江戸時代の生類憐れみの令などの影響と，明治以降，家畜としてウシや
ブタを飼育するようになったことから，野生鳥獣肉を食べる機会が減っ
た。そして現代になり，それが再び復活してジビエ料理として広まりつ
つある。その背景には，野生鳥獣の個体数の増加がある。増加した原因
は，野犬やイヌの放し飼いの減少，里山での耕作放棄地の増加により野
生動物が身を隠す場所が増加したこと，増加した野生動物が人里で栄養
価の高い残飯などを食べ生息地を拡大したこと，狩猟者（ハンター）数
の減少，禁漁区の増加など，多くの複合的要因が積み重なった結果と考
えられている。その結果，農作物，スギ・ヒノキの樹皮，高山植物の食
害など農林業被害や自然環境破壊が進み，農林水産省の試算では，被害
額が年間 200 億円以上にも達するほど大きな社会問題になっている。

　これらの背景から，国や自治体は様々な対策を講じている。2014年には，鳥獣保護管理法が改正され，野生動物は保護するものから管理するものへと対応が変わった。日本では，狩猟解禁期間は本来11月15日〜翌年2月15日だったが，多くの自治体がこれを延長している。また，イノシシ，シカ，クマ，キツネ，アライグマ，カラスなどを有害鳥獣と指定して，狩猟期間外の4〜11月を含めて一年中を駆除期間とし，自治体から許可を受けたり依頼されたりした機関が捕獲するようになった。その結果，ジビエとして消費できる野生鳥獣肉が以前よりも増加し，地域によっては大手のスーパーマーケットで常時購入できるところもある。厚生労働省は，「野生鳥獣肉の衛生管理に関する指針（ガイドライン）（平成26年，平成30年一部改正）」を，また，現場の実態に即した「自動車で野生鳥獣を解体する食肉処理業の施設基準ガイドライン（平成30年）」を公表した。これらを基に各自治体は野生鳥獣肉に関する衛生管理マニュアルを策定し，また，自治体は地域振興を目的としてウェブサイトやポスターなどでジビエ消費を推奨している。さらに多くの自治体と関連業界とが共同して，一般社団法人日本ジビエ振興協会を立ち上げ，食肉処理施設や食肉加工施設に認証制度を導入して，衛生的な動物の解体と食肉への加工処理を推進し，その適切な消費を勧めている。

　このようにその普及が高まるジビエであるが，食の安全の面から注意せねばならないことがある。まず，飼育された家畜は，動物舎あるいは柵で囲われた範囲内で，人間が安全な飼料のみを与えて飼育している。これに対して，野生動物は山野のどこで何を食べたのかきちんとした記録がない。また，食肉に加工する段階において，ウシ，ブタなどの家畜は食肉衛生検査所で，ニワトリ，アヒルなどの家禽は食鳥処理場で獣医師である検査員が目視や科学的検査を行って安全性を確認している。これに対してシカ，イノシシ，キジなどの野生鳥獣に対しては獣医師によ

る目視や科学的検査を義務付ける体制が整っていない。そのため，食の安全を脅かすような病原体が野生鳥獣肉に潜んでいる確率が，家畜に比べて高いと考えるべきである。外見的には健康な野生鳥獣でも，腸管出血性大腸菌，サルモネラなどの病原細菌，E型肝炎ウイルス，さらに様々な寄生虫を保有していることがある。近年，大きなニュースとなったジ

表 13−2　日本におけるジビエが原因で発生した感染症　　　（単位：人）

年	場　所	原因食品	感染症	摂食者数	患者数	死者数
1981	三重県	冷凍ツキノワグマの刺身	トリヒナ症	413	172	0
2000	大分県	鹿肉の琉球 (注)	サルモネラ症	14	9	0
2001	大分県	鹿肉の刺身	腸管出血性大腸菌感染症	5	3	0
2003	兵庫県	冷凍生シカ肉	E型肝炎	7	4	0
2003	鳥取県	野生イノシシの生レバー	E型肝炎	2	2	1
2003	長崎県	イノシシのバーベキュー	E型肝炎	12	11	0
2005	福岡県	野生イノシシの肉	E型肝炎	11	1	0
2008	千葉県	野生ウサギの調理	野兎病	—	1	0
2009	茨城県	シカの生肉	腸管出血性大腸菌感染症	11	1	0
2009	神奈川県	野生シカ肉（推定）	不明	15	5	0
2016	茨城県	熊肉のロースト	トリヒナ症	31	21	0
2018	北海道	熊肉のローストまたはカツ	トリヒナ症	3	3	0

（注）　大分県の家庭料理で，ブリやサバなどの刺身をしょうゆ，ショウガ，ごまを入れた漬け汁に浸し，しばらく置いたもの。

（出所）　厚生労働省資料，食品安全委員会資料，およびウェブ上のニュースをとりまとめた

ビエを原因とする感染症例（表 13-2）では，その多くが生または加熱不足のジビエ肉を原因としている。したがって，上述の豚肉と同様に，ジビエの生食は大変危険であり，絶対に避けなければいけない。

5. 薬剤耐性菌

　細菌自身の突然変異，または，他の細菌から遺伝子を獲得することによって細菌は抗菌薬に対して耐性化する。これらの事象は，抗菌薬が存在するか否かに関係なく，一定の確率で起こっている。そして，そこに抗菌薬が投入されると，感受性菌は淘汰され，薬剤耐性菌のみが生き残る。これまで，医療，獣医畜産分野，水産，農作物生産など様々な分野で抗菌薬が使われ，多種類の抗菌薬に耐性となった多剤耐性菌が選択され，様々な問題を引き起こしている。健常者には何の心配もないが，何らかの基礎疾患や手術後で身体の抵抗力が低下しているヒトに，多剤耐性化した常在菌が敗血症，肺炎などの院内感染を起こすと治療は難しい。また，他の疾患の治療目的で使用した抗菌薬により薬剤に感受性の多くの常在菌が淘汰され，一部の耐性菌のみが増殖した結果，腸炎などの菌交代症を起こす。さらに，結核菌に代表される難治性疾患の強毒病原体が多剤耐性化すると，治療できず深刻な結果をもたらす。薬剤耐性菌による感染症の死者数は年々増加しており，国連の世界保健機関（WHO；World Health Organization）は，2050 年にはそれが年間 1,000 万人に達すると警告を発した。

　一般に腸内の常在菌は乳幼児の頃に定着するが，大人になって摂取した細菌は容易に腸内に定着しないと考えられている。したがって，薬剤耐性菌をサラダなど生食品とともに摂取しても，それがそのまま腸内の常在菌になるとは考えにくい。また，加熱食品であれば，通常の細菌は死滅する。そのため，食品が薬剤耐性病原細菌に汚染されている場合を

除き，薬剤耐性菌の食品への混入は食の安全の観点からは通常の健康人ならば直接の問題にはならない。それよりも，薬剤耐性菌が選択されるメカニズムから考えると，食品とともに，あるいは医薬品として抗菌薬を服用することが薬剤耐性菌の選択に直結する。家畜の飼料添加物や疾病の治療に抗菌薬が使用されることがあるが，育成の最終段階には休薬期間が設けられており，食肉に抗菌薬が残留しない仕組みになっている。一方，第10章で解説したように，抗菌薬はウイルスには効果がない。すなわち，ウイルスで起こる風邪に対する抗菌薬の服用は，意味がないだけでなく，薬剤耐性菌を選択していると考えるべきである。敵は食品中の薬剤耐性菌ではなく，必要のない時に服用する抗菌薬である。

6. 牛海綿状脳症 (BSE；Bovine Spongiform Encephalopathy)

　ヒツジのスクレイピーは，数年を超える長い潜伏期の後，徐々に進行し，致死的経過をとる中枢神経系疾患として，古くから知られていた。1996年，同様な中枢神経系疾患であるBSEと人の変異型クロイツフェルトヤコブ病（CJD）との類似性・関連性が報告された。疫学調査から，スクレイピーに感染したヒツジの内臓，骨粉（肉骨粉）をウシの飼料に混ぜたためウシが感染し，それを摂取したヒトに伝染したと解釈された。しかし，その後の研究で，発生源はウシに起きた何らかの変異であるとされている。さらに，原因は発症動物の神経組織に存在する分子量3万の感染性タンパク質と判明し，細菌やウイルスではない新たな病原体としてプリオンと名付けられた。プリオンは，本来，正常な脳や神経組織にも存在する。つまり，BSE感染ウシの異常プリオンタンパク質をウシが食べると，正常プリオンタンパク質が連鎖的に立体構造を変化させて異常プリオンタンパク質に変換し，BSEとなる。本来草食動物であ

るウシを早く太らせるために，動物性タンパク質として肉骨粉を添加した飼料で育成する飼育法の導入に伴って出現した疾病である。その後，異常プリオンタンパク質と正常プリオンタンパク質を免疫化学的に識別できる診断法が実用化したことと，肉骨粉を家畜の飼料に使用しなくなったことで，発生は世界的に収束した。異常プリオンタンパク質が蓄積しやすい脳，脊髄，眼球，扁桃，脾臓，腸間膜リンパ節などを特定危険部位と指定して，食用部位に混ざることのないよう慎重に除去することが重要で，さらに，一定の年齢以上（日本では，すべて（2013 年 7 月からは 48 ヶ月齢以上，2017 年以降は健康牛の検査は廃止））のウシに対して，除去した部位の異常プリオンの有無を検査した。また，異常プリオンタンパク質は，通常の高圧滅菌や紫外線滅菌，アルコールやフェノールなどの消毒薬にも耐性なため，発症牛や除去された特定危険部位は，焼却処分されている。日本では，2001 年 9 月に最初の BSE 牛が見つかり，2009 年 1 月の 36 頭目が最後となった。ヒトの変異型 CJD は，英国を中心としてこれまで 229 例の患者が確認された。日本では，2005 年に初めて変異型 CJD の患者が確認されたが，この患者は 1989 年に英国などに 1 ヶ月滞在した経歴があった。さらに日本は，すべての症例中，最後に生まれたウシの誕生月 2002 年 1 月から 11 年後の 2013 年 1 月に BSE に関してのリスクは無視できる国となった。

7.　生物学的病因による食中毒から身を守るには

　第 10 章で述べたように，食品が腐っているかどうかと，食中毒になるかどうかに直接の関連はない。少ない数でも病原微生物がいれば食中毒は発生する。すなわち，「腐ってなくても食中毒」になるのである。また，カンピロバクター，サルモネラ，腸管出血性大腸菌などは，もともと動物の腸管内に存在するものが，食肉の加工工程でレバーなど内臓

を介して肉を汚染する。市販の鶏肉の多くがカンピロバクターに汚染されているという検査成績もあるが，牛肉や豚肉ではサルモネラなどに汚染されている確率は，鶏肉よりはかなり低い。しかし，どちらにしても細菌は $0.5 \sim 1\mu m$ という微小な大きさで肉眼では見えない。ではどうしたらいいか？　それは，「生肉，菌がついている」と思って扱うことである。では，どう扱ったらいいのか？　それには，食中毒防止の3原則「つけない，増やさない，やっつける」を守ることである。まずは，菌がついているかもしれない食材を，これから口に入れるものと接触させないこと。細菌がついているかもしれない生肉は，菜箸やトングなどで扱い，それを食器，箸，スプーン，フォークなどにつけない。手に切り傷やささくれがあったら黄色ブドウ球菌が増えているかもしれないので，素手でおにぎりを握らず，食品にも触れないこと。次に，調理した食品は細菌が増殖しないうちに，すぐに食べる。すぐに食べることができない場合には，冷蔵か冷凍して保存する。カレーなどの煮込み料理にウエルシュ菌が混入していると，加熱をやめて温度が下がり適温になると増殖が始まる。そのため，素早く低温にする。それには，小さな容器に少量ずつ分けるとか，冷たい水で濡らした布巾などで鍋を包んで冷ましてから冷蔵することが有効である。また，細菌をやっつけるためには，煮る，焼く，蒸す，揚げるなどの加熱が簡便である。しかし，芽胞を形成するウエルシュ菌，ボツリヌス菌，セレウス菌や耐熱性の黄色ブドウ球菌毒素には，通常の加熱では効果がない。すなわち，「やっつけられない菌もいる」ことも覚えておこう。最後に注意すべきは，無症状の健康保菌者の存在である。感染症法により，腸管出血性大腸菌に関しては，日本の健康保菌者の統計値を国立感染症研究所が毎年報告しており，それらは無視できない数になっている。それら保菌者が悪意なく食材の加工，調理，運搬などに関わると，食品を汚染する可能性がある。したがっ

て,「知らぬ間私もバイキンマン」とならないよう,調理等食品に触れ
る前後には,手洗い,器具の洗浄を欠かさず,体調が悪いときは調理せ
ず,マスクや使い捨て手袋を着用するなどの注意が必要である。

参考文献

1.　日本食品衛生学会編『食品安全の事典』（朝倉書店,2010 年）
2.　中込治監修, 神谷茂・錫谷達夫編『標準微生物学〔第 13 版〕』（医学書院, 2018 年）
3.　日本獣医学会微生物学分科会編『獣医微生物学〔第 4 版〕』（文永堂出版, 2018 年）
4.　板垣匡・藤﨑幸藏編著『動物寄生虫病学〔四訂版〕』（朝倉書店,2019 年）

学習課題

　日常生活の中で,自身でもできる食中毒にならないための対策を,食
品を調理する,食品を食べる,および,食品を保存するに分けて考えて
みましょう。

14 | 食の安全問題の展開

中嶋康博

《**目標＆ポイント**》 食の安全問題を解決するには，その背景にある経済的課題を十分に理解していなければならない。食には食品由来病害を超えた様々な安全問題があり，人々が重視する事項は社会・経済の発展によって大きく変化してきた。それらの問題にはリスクトレードオフという構造が存在している。違反や手抜きなどによる安全問題は，まさに経済的動機が引き金になって発生するもので，市場経済がもつ構造的要因がそこに存在している。以上の観点から食と経済の関係を学ぶ。

《**キーワード**》 食料安全保障，フードシステム，食品偽装，食の信頼，リスクトレードオフ

1. 食の経済

　食の安全は，「食べる」という個々人の能動的な行為があってはじめて問題となる。日常の中で「食べる」行為は，意識的か無意識的かどうかは別にして，すぐれて経済的な思考過程を経て決められている。このようなことからも，食の安全問題は，経済的な観点から様々考察してみる必要がある。

　私たちは生活をするうえで多くの安全問題に直面するが，その中でも食の安全に対してとりわけ特別な関心をもっている。あたかも「空気」のように当たり前に何も意識しなくても保障されていること，それが我々の求める食の安全であろう。言い換えるならば，タダで安全を保障してもらいたい，もしくは保障してもらうべきと感じているということ

になる。

　たとえば自動車はとてもリスクが高いが，ほとんどの人はそれを承知のうえで生活に欠かせないものとして利用している。免許が必要なうえにルールを遵守した慎重な運転が常に求められる。自動車は個人に相当なストレスをもたらし，社会に大きなコストを負担させている。しかし人々は，嫌々ながらかもしれないが，その利便性のゆえに，自動車に関わるリスクとコストを受け入れているのである。実は，食についても程度は大きく異なるが，同じようにリスクとコストを受け入れている。

　食にも多くのリスクがあり，どこかで取り除かなければならない。たとえば食中毒。食べる前に見極めて，リスクを避けるように心がけることは重要である。しかし，人々が食べる時に安全かどうか詳しくチェックすることは日常生活ではまれである。多くの人は，食品を注意深く吟味する努力は，美味しいものや珍しいものを選ぶ時だけにしたいと考えている。そのためにリスクの除去は食品産業にその対応を期待することになる。そして，食品に支払っている金額には，安全を確保する代金も含まれていると解釈しているのである。

　安全を実現するための制度や仕組みは，食品経済の展開の中で高度に発展してきた。食の安全問題の内容と程度は，いずれにしても経済と社会のあり方によって大きく変化してきたし，うまく対処できるかどうかも経済と社会の仕組みが決定的だったといえるだろう。その展開過程について以下で確認していくことにしよう。

2.　食料安全保障と食品安全

　生きるため，食は絶対に欠かせない。したがって飢餓に直面するような窮地に陥った場合，衛生状態などを二の次にして，とにかく食べ物を確保しようとする。そのような人々の弱みに付け込んで不正な利益を求

めようとする悪意が，そもそも食べられないようなものまでを売ったりすることになる。そのような出来事は，我が国でも戦争直後の混乱期に観察されたが，19世紀の英国などでも，経済が成熟していく中での根本的な食料不足を背景にして，今からすると驚くような食品偽装が横行していた。

このような違法な行為をただすために，我が国では食品衛生法や農林物資規格法が制定されて，劣悪な食品を取り締まることになった。ただし，このような望ましくない状態が一掃されたのは，食料の安定供給が達成されたことが背景にあるということも知っておくべきである。戦後復興の時代に農業生産の増大に努めたこと，海外からの輸入が拡大したことが，正常な食料供給の基盤を築き，そして食の安全問題も解決した。食料が安定的に供給され，食品安全が向上することによって，食料安全保障（food security）が確保されることになる。

3. 社会の発展と食品安全の課題

終戦直後の食料問題を解決した後，我が国の食料をめぐる状況は大きく変化していった（図14-1）。戦後のベビーブームを経て1960年には9,430万人になっていた我が国の人口は，その後も10年ごとに1千万人以上増加し続け，人口成長が止まった2010年頃には1億2,800万人となった。約半世紀の間に35％以上増加したことになる。また，1日1人当たりの供給熱量は，同期間に2,291kcalから2,447kcalへ上昇した（農林水産省「食料需給表」）。その結果，非常に大量の食料を消費するようになったのである。

国民1人1日当たり供給熱量に人口を乗じて求めた総供給熱量の値でその変化を見ると，1960年には食料によって1日当たり供給していた熱量は214兆カロリーであったが，2015年には307兆カロリーになっ

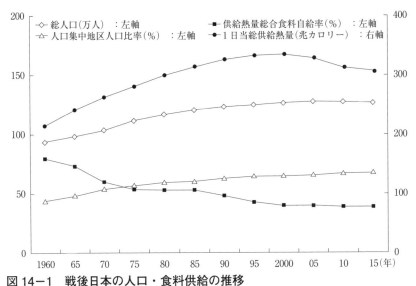

図 14−1　戦後日本の人口・食料供給の推移
（出所）　総務省「国勢調査」，農林水産省「食料需給表」

ている。それは近年低下した結果であり，2000 年には 336 兆カロリー
を必要としていた。このように国全体で必要とする食料は伸びていった
ので，潜在的な食料不足の危機がないわけではなかったが，穀物を中心
に食料輸入を順調に増やすことができたため，その後，この問題は顕在
化しなかった。

　この期間に，経済は成長し産業構造も変化して，都市に人口が集中す
るようになる。人口集中地域での人口比率は，1960 年には 44％であっ
たが，2015 年には 68％になっている。その結果，農産物や食品の生産・
流通・消費のあり方が大きく変わっていった。都市近郊の農地は工業・
商業・住宅用地に転用されて農業は撤退し，農産物も畜産物も遠隔地に
産地が形成されるようになる。

　その後，国民はますます豊かになり，都市ではさらに贅沢で多様な食

事をするようになっていく。それが可能となったのは，国内生産の振興があっただけでなく，海外からの青果物，肉・魚介類等を増やしたからである。1980年代から90年代にかけて円高と貿易自由化が進み，輸入はますます増加することになった。その結果，食料自給率（供給熱量ベース）は79％（1960年）から39％（2015年）まで低下することになった。

　このような展開過程を経て，我が国の食は，国内，海外を問わず遠くから運ばれてきた多くの農畜水産物によって支えられることになる。その結果，いわゆる「農と食の距離」が拡大することになった。

4. フードシステムの高度化と安全対策

　食事スタイルは，食の外部化が進み質的な変化を遂げた。家庭での調理の程度も頻度も減った。「家計調査」（総務省）で2人以上世帯員のいる世帯の食料消費を観察すると，穀類と生鮮品の支出割合が1965年には58％であったのが，2015年には36％にまで減少している。その分増えたのは加工食品と外食である。今やレトルトや冷凍食品，惣菜や弁当などがごく当たり前のように利用されるようになり，それらが家庭での調理を補完している。

　このような食のスタイルは，フードチェーン（食料の生産から消費までの過程）の途中での様々な食品事業者による分業によって支えられている。その分業は「加工」（原料処理・半加工・製品製造）のビジネスネットワークの発展と，近代的な冷凍冷蔵技術や輸送体系の整備によって実現している。食品加工業，食品流通業，そして外食産業などでの様々な食品事業者が，連携しながら豊かな食を支えている。そのような食に関連する産業の構造をフードシステムと呼ぶ。戦後の食生活の発展は，フードシステムの高度化によって実現したのである。

　食品の向かう先は量販店や外食チェーン店である。そこでは大量生産・

加工・流通・販売が基本であり，規模の経済がそれらのシステムを支え
ていて，より安い食品の供給を実現している。経済のデフレ化もあって，
さらに安いコストで安定して大量製造しなければならない。たとえ地方
の企業であっても，できるだけ安価な原料を調達するために，必ずしも
地元の国産品だけを利用するわけではなく，輸入原材料に頼っているの
が実態である。そして利用する原材料は，人件費の安い海外ですでに下
処理されている場合も多い。

　食品の安全管理面からすると，加工ポイントで病原性微生物などのハ
ザード（危害要因）の汚染が最も起こりやすく，慎重に管理しなければ
ならない。しかしその地点が海外にあるならば監視は困難である。また
加工作業が分業化されて，複数の業者が関わるなどして管理が不十分な
場合も多い。

　農と食の「距離」が長くなればなるほど，商品販売の「すそ野」が広
くなっていく。地方の中小食品企業の製品であっても，ごく当たり前の
ように全国津々浦々まで販売されている。したがってハザードが製品に
混入したら，リスクは一気に全国に拡散する。今やあらゆる食品分野で
大量生産・広域販売を前提にしたリスク管理のシステムが必要である。

　国際的な取引が増えていく中で，商品の品質保証のための取引制度，
集荷分荷・選別・流通に関わるロジスティックス（物流機構）において
さらなる高度化が求められている。そして世界各地で大量生産，大量輸
送するためにシステムの標準化が必要とされている。

　この問題は国内の農産物生産においても状況は同じである。産地は遠
隔化，大型化していて，大量の生産物を全国様々なところへ販売してい
る。したがって，重大なリスクが発生することがないように，またリス
クが見過ごされることがないようにするための総合的な対策の確立が求
められている。

5. 食品の高機能化と安全審査

　昨今の消費者の意向を受けて，食品事業者はより安い商品を提供して
いかなければならず，価格競争に苦心する企業も少なくない。このよう
な価格競争の状態を脱するため，各企業は商品の多様化や差別化を進め
て，競争相手とは違う品質をもつ商品を新たに開発し，価格によらない
競争への転換を目指している。

　そのための新しい原材料，新規物質，新技術の研究と適用が活発に行
われるようになった。そこでは，遺伝子組換え技術，ゲノム編集技術や
クローン技術などの利用も検討されている。それらには，食料増産，品
質改良，新製品開発のためのものもあれば，食のリスクに対処するため
のものもある。ただ，新しい技術や物質は，いつの時代も社会的な懸念
を引き起こす。社会的に有用なものであると分かっていても，付加的な
リスクを発生させる懸念があるならば，開発された技術や物質のすべて
が利用できるわけではない。そのための安全審査には，長い年月と多額
の費用がかかっている。

　これまで食の経験のない原材料や物質が利用された食品のことを新規
食品（novel food）というが，一般に生産・販売される前には，様々な
検証を受けなければならないのである。健康維持の機能性を強化した食
品は新規食品である場合が多いが，今後ますますそのニーズは拡大して
いくだろう。そのためには機能性と同時に安全性も検証していかなけれ
ばならない。

6. 食品偽装と食の信頼

　商品の多様化や差別化の動きの裏側には，偽装を狙う違法な行為が潜
んでいる。先に指摘した通り，食品が足りない時代に食品偽装が横行し

1

たが，しかし世の中に食品があり余っている時代になってもそれはなく
ならない。実際にわが国では，2007 年から 2008 年にかけて数多くの食
品偽装や食品事故が報道された（表 14-1）。

　食品偽装がいつまでも存在するのは，差別化戦略によって市場が小さ
なものに制限されて，人工的に不足状況が作られるからである。差別化
戦略のために対象となる商品の値段がつり上げられるので，その利益を
狙って偽装された商品が市場に流れ込んでくる。これは市場活動自身の
性質に由来し，本質的に抑制することのできない構造上の欠陥である。

　偽装の横行は市場への信頼を失墜させる。2007 ～ 08 年に集中的に発
生した食品偽装事件によって，食品業界への信頼は大きく損なわれたと
いわれている。それを厳正に取り締まれなければ，人々は安心して商品
の購入をすることができなくなる。この市場の影の部分は，市場そのも

表 14-1　2007 ～ 08 年における食品事件・事故の代表的事例

2007年 1 月	大手洋菓子業者による期限切れ原料使用
2007年 8 月	北海道菓子業者による賞味期限改ざん
2007年10月	三重県和菓子業者による消費期限改ざん等
2007年10月	愛知県食肉加工業者によるブランド畜肉偽装
2007年10月	秋田県食肉加工業者によるブランド畜肉偽装
2007年11月	有名老舗料亭による産地偽装等
2008年 1 月	輸入冷凍ギョウザへの農薬混入
2008年 6 月	岐阜県食肉加工業者によるブランド畜肉偽装
2008年 6 月	大阪府水産物販売業者による産地偽装
2008年 6 月	兵庫県・徳島県水産物卸売業者によるうなぎ産地偽装
2008年 9 月	事故米不正転売事件
2008年12月	愛知県農産物販売業者によるたけのこ産地偽装

のを押し潰してしまうかもしれないのである。

　そもそもこれは情報の不完全性が引き起こす「市場の失敗」と呼ばれる現象である。品質に関する正確な情報を消費者に認知してもらうことが，究極的に行うべき対策である。

　これまでも，表示政策の徹底と，品質保証と結びついた認証制度の利用などが取り組まれてきた。しかしどんなに新しい制度を用意しても，網の目をくぐる意図的な食品偽装が繰り返されてきた。これを発見するには，高度な科学的検査と社会的検証を組み合わせて取り締まるしかないのが実情なのである。農畜水産物の原産地を特定するための科学的検査としては，PCR 法による遺伝子解析，放射性同位元素検査，質量分析装置による無機元素組成の測定などの技術が開発されている。また社会的検証の手段として，認証制度やトレーサビリティシステムが導入されている。

7. リスクトレードオフ

　以上，社会や経済の変容，そして消費者の認識の変化に合わせて我が国の食をめぐるリスクがどのように推移してきたかを確認した。ここであらためて，全体を整理しよう。

　我が国の戦後の食のリスクへの懸念事項は大きく次の 4 つに区分される。それらの関係や程度は変化しながら推移している。

　Ⅰ　絶対的食料不足　　　　　　　　1940 〜 50 年代
　Ⅱ　相対的食料不足（栄養不足）　1950 〜 70 年代
　Ⅲ　食品由来病害　　　　　　　　　1940 年代〜現在
　Ⅳ　新技術・疾病の被害　　　　　1970 年代あたり〜現在

　第一に，飢餓を引き起こすかもしれない絶対的食料不足が懸念された。すでに触れたように，戦後すぐの頃は深刻な食料不足が大問題だったが，

食料の増産と輸入拡大によって 1950 年代にはほぼ解決された。

　第二に，栄養不足の原因となる相対的食料不足が懸念された。食料が量的に確保された後も，不足する栄養素への懸念があり，質的向上面でまだ課題があった。その後，多様な食品が豊富に供給されて，1970 年代には解決された。

　第三に，病原性微生物や毒性のある化学物質による食品由来病害が懸念された。食料不足が深刻な 1940 年代から現在まで続いている。すでに指摘したように，当初は意図的な劣悪な食品の供給が，その後は食品の大量生産・流通や輸入品などの多様な食品の提供が，それらのリスクの背景にある。

　第四に，新規に開発された技術や物質等を利用することへの懸念である。私たちを悩ませる課題を解決するために開発された科学技術に潜む，まだ明らかにされていないリスクに対して，人々は不安を感じることがある。古くは農薬や保存料，近年では遺伝子組換えやゲノム編集技術などに対して，慎重な態度をとる人は多い。

　そもそもこれらの技術や物質が開発されたのは，病害虫がもたらす農産物被害によって食料不足（Ⅰ）が起こらないようにしたり，病原性微生物による食中毒（Ⅲ）を押さえ込んだりするためであった。あるハザードから引き起こされるリスクを抑えるために利用されたものが，新たなリスクを生み出すハザードにならないかと懸念されている。このように食のリスクやその原因（ハザード）は相互に関係しており，その状態のことをリスクトレードオフが存在しているという。

　リスク対策の要諦は，リスク全体をどのように制御するかにある。深刻な A のリスクを制圧するために，わずかな B のリスクを受け入れるかどうかは，社会的に判断を下すべきことであろう。そのためにリスクは常に相対化して認識しなければならないが，しかしながら時に特定の

リスクだけ取り出して議論しがちで，結論が出せないままになることも
多い。

8.　リスク認知とリスクコミュニケーション

　一般に指摘されるように，リスク認知上の問題として消費者はリスク
トレードオフを受け入れることが難しく，個別のリスクごとにそのレベ
ルを判断し，最終的にゼロリスクを求めがちになってしまう。

　リスクトレードオフを見据えることができないのは，それぞれのリス
クを数値的に把握できないことが原因なのか，それともそれらを総合的
に評価するような視角をもてないことが原因なのかは，対象となるリス
クによって異なる。

　社会心理学研究によれば，以下の因子は人々にリスクを過大に感じさ
せてしまうといわれている。
・恐ろしさ因子（制御不可能性，未来世代への影響，結果の非回復性，
　非自発性，致命性，不公平性）
・未知性因子（不可避性，科学的未解明性，新奇性，情報・体験談の入
　手困難性，晩発的影響）
　新しい技術や物質は，こういった要素をもつために，人々に受け入れ
られない傾向にある。リスクを過大視するようなリスク認知のバイアス
が，科学技術の評価に影響を与える可能性が指摘されている。

　その他のリスク認知のバイアスとして，リスクの頻度推定におけるバ
イアス，すなわち深刻なリスクについては過小に評価しがちで，些細な
リスクは過大に評価しがちであることが明らかになっている。食品に由
来する健康被害の中には，科学的に見ると些細なリスクであるにもかか
わらず過大なおそれを抱き続けている場合がある。一方でリスクの高い
食中毒一般への意識が低過ぎるのではないかといわれているが，その背

景にはこのようなリスク認知バイアスが存在している。

　消費者が食をめぐるリスクを適切に認識することは重要である。リスクへの対策を進めるには，何に重点を置くべきかの国民的コンセンサスが必要だからである。それは政府による食品安全行政のあり方にも，食品事業者による個々の食品安全管理のあり方にも大きな影響を与える。すでにリスクは些細なものになっているにもかかわらず，いつまでも過大なおそれを抱き続けているために，余分な安全対策を続けている事例もないわけではない。そこでの問題は，資金や資源の無駄遣いというだけでなく，本来無視してはいけないリスクへ十分な対策ができなくなるという意味で，国民的損失を招いているという認識をもつべきなのである。これも食の安全をめぐる経済的課題である。この課題を解決するために，適切なリスクコミュニケーションを進めることが求められている。

参考文献

1. 中嶋康博編『食の文化フォーラム 29　食の経済』（ドメス出版，2011 年）
2. 時子山ひろみ・荏開津典生・中嶋康博『フードシステムの経済学〔第 6 版〕』（医歯薬出版，2019 年）
3. ビー・ウィルソン，高儀進訳『食品偽装の歴史』（白水社，2009 年）
4. 新井ゆたか・中村啓一・神井弘之『食品偽装—起こさないためのケーススタディ』（ぎょうせい，2008 年）
5. 中西準子『食のリスク学　氾濫する「安全・安心」をよみとく視点』（日本評論社，2010 年）
6. ジョン・D. グラハム，ジョナサン・B. ウィーナー編，菅原努監訳『リスク対リスク　環境と健康のリスクを減らすために』（昭和堂，1998 年）
7. 日本リスク研究学会編『リスク学事典』（丸善出版，2019 年）

246

学習課題

　食をめぐるリスクを具体的にできる限り数多くリストアップして，そ
れぞれがどのようなトレードオフの関係にあるかを検討し，どれを最も
重要視すべきかについて考えてみましょう。

15 | 食の安全性確保に関する政策

中嶋康博

《**目標＆ポイント**》 様々な制度と社会的手段によって食の安全が確保されている。食品由来の健康被害を防止するための，生産から消費までをカバーする国内外の法制度，リスク分析に基づいた行政機関の規制や管理，食品事業者による衛生管理，検査，表示，回収などに関する手段について解説する。
《**キーワード**》 食品安全基本法，食品衛生法，WTO/SPS協定，BSE問題，トレーサビリティ

1. 食品由来病害の対策

　消費者が口にする食品は，どのような場合でも健康に悪影響のあるものであってはならない。たとえば病原性微生物の汚染や増殖は食品安全を脅かす代表的原因であるが，そのリスクを回避するため，汚染や増殖が起こる場所を適切に管理することが重要である。その場所とは，生産・加工・保管・輸送・販売・家庭内調理・家庭内保存など多岐にわたっている。それらのうち，どこを重点的に注意し管理しなければならないかは，最終的に消費者が摂取する食品の形状や食べ方に左右される。
　食品の形状や食べ方という観点からすると，①家庭で調理して食べるコメ・生鮮品，②家庭で調理して食べる加工品，③家庭でそのまま食べる調理食品，④飲食店で食べる調理品の4つに区分できるが，それぞれのハザードの混入・増殖に対する脆弱性の内容や程度は大きく異なるので，実態に合わせて対策の重点を変えていかなければならない。

　表15−1の通り，我々の食事形態は時とともに大きく変容している。かつては①のコメ・生鮮品が中心だったが，今では③の調理食品や④の外食の比重が高まっている。1965年には①が約半数で圧倒的な割合を占めていたが，2015年にはおよそ3割でしかない。その同じ期間に②は概ね2割程度を維持する一方で，③と④は確実に拡大している。

　食事の形態が①や②を中心にしていた時代は，原材料の鮮度・衛生水準に加えて，家庭での調理方法や保存条件などの消費者本人による対応が安全管理上のポイントの一つだった。②の加工品については，大手メーカーのナショナルブランド品による大量生産品がますます増えており，

表15−1　家計における食料支出の項目別割合　　　（単位：％）

	米・生鮮品	加工品	調理食品	外食	その他	食料計
1965	53.2	21.2	5.1	6.6	13.8	100.0
1970	50.8	19.6	5.4	8.9	15.3	100.0
1975	47.1	20.9	6.5	10.2	15.2	100.0
1980	44.6	19.9	8.4	12.7	14.5	100.0
1985	42.5	19.8	9.2	14.1	14.4	100.0
1990	39.2	18.9	10.9	15.6	15.4	100.0
1995	36.7	19.1	12.4	16.2	15.6	100.0
2000	33.8	19.3	13.9	16.7	16.3	100.0
2005	32.2	19.0	15.0	16.7	17.1	100.0
2010	30.9	19.2	15.3	16.9	17.7	100.0
2015	30.4	19.3	16.0	16.7	17.5	100.0

（注）　2人以上世帯の数値。その他は菓子・飲料・酒類などの嗜好品。調理食品にはパンも含める。

（出所）　総務省「家計調査」

非常に多くの人々が同じものを飲食するため，メーカーによる原材料・添加物に関する慎重な安全管理がより求められることになる。また容器包装の品質が加工品の安全性を左右することにも注意しなければならない。

一方，③が拡大していくと，安全管理の責任は食品事業者（弁当・惣菜品メーカーやコンビニエンスストアなどの販売店）のそれがより重くなっていく。生鮮品的な調理食品が増えているので，冷蔵管理技術が重要になってきている。ただし，購入した後にどのような条件で保存して，どのくらい時間がたってから食べるのかということは，やはり消費者の行動に帰する部分はある。④については，消費者はその場ですぐに喫食するので，安全管理上の責任は完全に飲食店にある。

いずれにしても安全性の確保の責任は，着実に食品事業者がますます多くを負うことになっている。

2. 安全対策の枠組み

食品健康被害を起こさないための対策は，①事前対策としての衛生管理，②危険発見のための検査，③事故発生時の事後対策のための撤去と回収，④それを支援するためのトレーサビリティ，そして⑤消費者が自らを守るための情報提供のための表示，から構成されている。それらは，経済成長とともにフードシステムがローカルからナショナルなレベルへ展開し，そしてグローバルなレベルへ発展していく過程で必然的に進化しなければならなかった。

最新の科学技術の適用と経済のグローバル化との調和を念頭に置きながら，常に制度が見直されており，特に20世紀末を境に，次の3つの柱は政府と民間が相互に関与しながら大きな変貌を遂げた。

第一は食品安全をめぐる法制度と行政体制である。具体的な運用は，

特定の事項に絞った垂直的なアプローチと全食品を対象とした水平的なアプローチとから構成される。国内では，フードチェーン全体を管理できるように食品安全基本法により法制度が再編された。また国際的な協調体制がWTO/SPS（世界貿易機関／衛生植物検疫措置）協定によって作り上げられている。グローバル経済にとって共通した安全制度を構築することは重要な課題であり，安全問題が貿易障壁の理由に利用されないための制度的基礎，それをサポートする国際機関（食品衛生：コーデックス委員会，動物衛生：国際獣疫事務局，植物防疫：国際植物防疫条約）が設立された。そして国内外の制度を貫く科学に基づいたリスク分析の枠組みが構築されたのである。

　第二は品質保証体制である。大手企業を中心に品質保証体制は年々改善されている。国際的に原料調達, 製品販売を展開する企業は,民間ベースで開発の進む国際認証制度の適用に積極的に取り組んでいる。最近では，安全管理に関するISO（国際標準化機構）をはじめとする個々の認証制度を相互利用しながら，メタ認証制度を構築しようとするGFSI（Global Food Safety Initiative；世界食品安全イニシアティブ）のような多国籍企業による国際的取り組みも進んでいる。それらの発展を導いたのは，WTO/TBT（世界貿易機関／貿易の技術的障害）協定である。

　第三は表示政策である。消費者の商品品質への関心の高まりを受けて，義務的表示制度の内容はより詳細になっている。適切な表示の実行は，製品の品質保証と表裏一体の課題である。栄養表示の充実が世界的に追及されており，それは新たな科学技術を適用した機能性食品のマーケットの将来にも関わっている。また，表示上のもう一つの課題が，原産地の詳細な特定とフードチェーン（農業等による原料の生産から食品の消費までの一連の事業者による活動と農産物・食品の流通）を通じた事業者の追跡（トレーサビリティシステム）である。

3. 食品の安全管理と法制度

　リスクを法的にコントロールする拠り所は民法の不法行為法である。それによって損害の回復に必要な費用を加害者に負担させることができる。しかしこれはあくまで事後的な救済である。そもそも事故を起こさないようにしなければならないし，また事故が起きたならばそれ以上の被害の拡大を食い止めなければならない。そのために食品衛生法が1947年に制定された。

　同法は，規格基準の設定（食品，食品添加物，器具・容器包装，洗浄剤，表示，施設，管理運営），許可・監視・検査（食品関係営業施設，輸入食品検疫），行政処分・罰則の枠組みを定めて，消費者が食品等に由来するリスクにさらされないための事前的かつ事後的な対策を法的に定めている。

　たとえば食品の規格基準は，食品一般および特定の食品について，成分規格，使用基準，製造基準，加工基準，調理基準，保存基準が定められている。そのうち成分規格は，細菌，重金属，抗生物質，残留農薬，動物医薬品，放射性物質，組換えDNA，特定保健用食品などについての基準を定めている。また，許可・監視・検査に関しては，施設基準と管理運営基準，食品衛生監視員（保健所，検疫所），総合衛生管理製造過程の認証制度，検査命令，臨検検査・収去についての定めがある。

　このように加工された食品およびそれに関連する資材（添加物や容器包装等）の安全確保は食品衛生法のもとで行われるわけだが，フードチェーンで見て加工食品よりも川上（原料の生産に近い分野）に位置する生産活動での案件ごとの安全の確保は，個別の法律で対応することになっている。それはたとえば，農薬取締法，獣医師法，肥料取締法，植物防疫法，家畜伝染病予防法，水産資源保護法，飼料の安全性の確保及

び品質の改善に関する法律，と畜場法などである。

　これらの規制を実効あるものにするのが，違反者への刑罰である。違反行為に対する懲役・罰金をおそれる事業者により積極的な予防へ取り組ませて，安全対策を促進する効果を狙っている。ビジネスの意欲を損なわせることなく，リスク防止のため適度なインセンティブを与えなければならない。事故を起こした時の経済的制裁が厳しければ，自然と安全・衛生対策の技術改善を進めるだろう。安全行政の規制緩和も進められているが，それは罰則の強化を伴いながら行われるのであり，事業者による自主的改善を進めるための制度デザインである。1995 年には無過失損害賠償責任の考え方に基づく製造物責任法が食品製造にも適用されて，より慎重な安全対策が求められるようになった。

　食品事業者は，事故を起こした場合に，法的制裁だけでなく信用や評判を失墜するなど社会的制裁を受けることもおそれている。食品は消費者にとってどうしてもそのメーカー，そのブランドでなければならないということは少なく，問題を起こした瞬間に顧客は競争相手に奪われてしまう。いったん信用を失うと，回復するには多大なコストがかかり経営に重くのしかかることになる。したがって信用の失墜を未然に防ぐために事故品が発見された場合には，できるだけ素早く回収に乗り出して，誠意ある積極的な姿勢を見せなければならない 。

　一方で，初めから違法であることが分かっていながら露呈しないと思って，偽装を続けたり意図的に劣悪な商品を販売したりする悪質な業者もいて，食品産業は構造的問題を抱えている。短期間に「荒稼ぎ」してどこかに雲隠れする行為も後を絶たない。それは食品産業の参入障壁が低く，新しい企業が容易に事業を始められることも背景にある。ダイナミックな産業であることは競争を促す効果をもつが，その陰には常に違法行為がある。それをどのように抑止するかが食品安全行政の大きな

課題である 。

違反行為を抑止するだけでなく，安全で高品質な食品の積極的な生産・販売を誘導する政策が求められている。1950年に制定された農林物資規格法により，経済的動機を与えることで品質改善を推し進めるためにJAS制度が発足した。同規格による格付に合格したものはJASマークで区別することとして，高品質な食品が適正に販売できるようにしたのである。

それから半世紀以上が過ぎて，我が国の農産物や食品は世界的に安全で品質が高いという評価を得るまでになり，そのことにJAS制度の果たした役割は大きかった。2017年には農林物資の規格化等に関する法律へ改正し，これまでの下支え的な枠組みは大きく見直すこととなった。改正前はJAS制度の対象はモノ（農林水産物・食品）の品質に限定されていたが，改正後はモノの「生産方法」（プロセス），「取扱方法」（サービス等），「試験方法」などにも拡大して，多様な規格を制定できるようにして，輸出など新たな市場の創造に活用できるようにしたのである。

4.　食品安全における新時代の課題と行政改革

21世紀に入り，食品安全行政は大きく変化した。2001年に食品安全行政の不備が明らかになり，2003年に制定された食品安全基本法を中心に法制度・行政体系は再編されることになった。このような行政改革は，欧州をはじめとして各国で取り組まれていて，それは世界的潮流となっている。WTO/SPS協定のもとでの食品安全政策の国際的調和が進められたことが発端であるが，大きく影響を与えたのはBSE（牛海綿状脳症）問題である。

BSEは英国で発生して世界に感染が広がっていったウシの疾病であるが，それは変異型クロイツフェルトヤコブ病として人間に感染するこ

とが 1996 年に公式に確認された。治療法がなく，罹患すれば死に至る
ことが世界を震撼させた。しかし日本ではそれが遠い欧州での出来事と
して対策が後手に回り，2001 年 9 月に感染牛が見つかるまで，国内牛
への感染を防ぐ措置がとられなかった。BSE がどのように広がったか
の検証過程で，行政組織と安全管理体制の抜本的な改革が求められた。

　この時の食品安全に関わる行政改革における第一の特徴は，国民の健
康の保護を第一とした予防型の（未然防止）措置を基本にしたことであ
る。食品安全基本法では，「食品の安全性の確保は，このために必要な
措置が国民の健康の保護が最も重要であるという基本的認識の下」（3
条），「国民の健康への悪影響が未然に防止されるようにする」（5 条）
とされている。かつての食品衛生法の目的は，直接に消費者の健康保護
とは定めておらず，「飲食に起因する衛生上の危害の発生を防止し，公
衆衛生の向上及び増進に寄与する」ことで国民は反射的利益を得ると解
釈された。

　第二の特徴は，フードチェーンでの管理を明確にしたことである。
2001 年に社会を揺るがした BSE 感染牛の発見は，重篤なリスクをもた
らすハザードが農場段階で混入する可能性があることを国民に認識させ
た。農場はフードチェーンの一番初めに位置するが，そこが危険だとい
うことになると，極めてすそ野の広い安全管理をしなければならない。
しかも国内の農場だけでなく，海外の農場も同じくリスクの原因となる。
輸入港等の水際でのハザードの侵入阻止がこれまで以上に重要となる。

　第三の特徴は，リスク分析という考えを導入したことである。リスク
分析は，リスク評価（食品健康影響評価），リスク管理（食品健康影響
評価の結果に基づいた施策の策定），リスクコミュニケーション（情報
および意見の交換の促進）という 3 つの柱から構成される。これに基づ
いた制度改革のために，新たに食品安全委員会が創設され，後に消費者

庁も発足させた。食品安全委員会はリスク評価とリスクコミュニケーションを行い，厚生労働省・農林水産省・消費者庁はリスク管理とリスクコミュニケーションを行うことになった。リスク評価とリスク管理を担当する部署は，食品安全基本法体制のもとで組織的に分離された。

　第四の特徴は，食品事業者による自主管理をさらに求めたことである。かつては，食品衛生法の規制下で，行政によって安全のスタンダードが決められていて，それを守っていればよかった。しかし今ではグローバルな厳しい競争を勝ち抜くためにも新しい技術が次々に開発されていて，行政がすべてを把握することは困難である。規制だけではすべてのリスクを回避できないこともある。したがって自ら取り組んで，自ら改善をする。自ら状況を評価・分析して，新たな取り組みを実行しなければならない。品質管理のためのマネジメントシステムの考えに基づきながら，積極的な衛生管理や安全管理が求められている。

　食品安全基本法は，施策の策定に係る基本的な方針を定めて，安全行政の適切な運営と新たな課題への対応を行っている。現在，基本的事項とされているのは以下の通りである（条項番号は同基本法のもの）。

　第1　食品健康影響評価の実施（11条）
　第2　国民の食生活の状況等を考慮し，食品健康影響評価の結果に基づいた施策の策定（12条）
　第3　情報及び意見の交換の促進（13条）
　第4　緊急の事態への対処等に関する体制の整備等（14条）
　第5　関係行政機関の相互の密接な連携（15条）
　第6　試験研究の体制の整備等（16条）
　第7　国の内外の情報の収集，整理及び活用等（17条）
　第8　表示制度の適切な運用の確保等（18条）
　第9　食品の安全性の確保に関する教育，学習等（19条）

256

第10　環境に及ぼす影響の配慮（20条）

5.　効果的な安全保証対策

　コストをかければ安全度の水準はいくらでも上げることができる。しかし食品の一つ一つの値段は安いから，安全対策はできる限り効果的・効率的に行ってコストを抑えざるをえないのが現実である。食品企業はそのリアリズムを踏まえ，原材料管理，製品の設計・仕様，生産・製造現場での操業・操作などを見直しつつ，安全性を高める努力を続けている。安全対策は，事前の管理，出荷前の検査，事後の回収措置の3つのアプローチを組み合わせて行う。それらが相互に補完し合うように機能を発揮させて，コスト負担の最小化を目指す。

　事前の安全衛生管理では，ハザードが食品に混入する確率を下げるために，原料生産については適正農業規範（GAP；Good Agricultural Practice），高度な食品製造加工についてはHACCP（Hazard Analysis and Critical Control Point；危害要因分析・重要管理点）方式といった手法が利用されている。これらの衛生管理手法は，国際的に標準化する方向で検討が進んでいる。たとえば，GAPやHACCPなどは，FAO（国連食糧農業機関）／WHO（世界保健機関）が共管するCodex（コーデックス）委員会がガイドラインを定めている。そして，それらの内容が適合しているかを審査するために国際的な認証制度が，民間ベースで次々と開発されてきた。たとえばGAPについてはASIAGAPやGLOBALG.A.P.，食品製造・流通における食品安全マネジメントシステムとしてはISO22000シリーズやFSSC22000などが広く利用されている。これらは食品事業者の自主的かつ高度な衛生管理を支援する国際的制度となっている。

　食品衛生法が改正されて，2020年には食品製造業者から飲食店に至

図 15−1　HACCP 導入手順

手順 1	HACCP チームの編成
手順 2	製品説明書の作成
手順 3	意図する用途及び対象となる消費者の確認
手順 4	製造工程一覧図の作成
手順 5	製造工程一覧図の現場確認
手順 6	（原則 1）危害要因の分析
手順 7	（原則 2）重要管理点の決定
手順 8	（原則 3）管理基準の設定
手順 9	（原則 4）モニタリング方法の設定
手順10	（原則 5）改善措置の設定
手順11	（原則 6）検証方法の設定
手順12	（原則 7）記録と保存方法の設定

（出所）　厚生労働省「食品製造における HACCP 入門のための手引き書」

　るまで，すべての食品事業者に HACCP に沿った衛生管理が義務化されることになった。コーデックスガイドライン（7 原則 12 手順）に従って HACCP 導入が進められることとなる。

　出荷前の検査で不良品・事故品は選別・除去される。ただし，最終の製品サンプル検査では管理水準が低過ぎるという反省から，HACCP など事前の衛生管理を重視する方式へシフトした。最近の急速な技術の進歩によって，迅速で精度の高い検査が可能になりつつある。しかしそれでも，販売の伸びている惣菜や弁当などの「生鮮型加工食品」では検査結果が出る前に食べられてしまうことから，このような事前の衛生管理が極めて有効である。

　事後の回収措置は，消費者を守る最後の防波堤である。どんなに慎重に安全・衛生管理していても，不良品・事故品をゼロにすることはできない。何人もの健康被害が懸念されるものについては迅速に回収しなけ

ればならない。回収では，ロット情報，原産地・添加物情報を手がかり
に，流通在庫の撤去と消費者への通報・警告を通じた回収が行われる。
卸売業者，小売業者等での流通在庫の撤去では，トレーサビリティ制度
が有効に機能する。なお最近では量販店のポイントカード等の普及に
よって，どの消費者が購入したか追跡することが可能になっている。

　GAP などを利用して農業部門で原材料の安全性を高めるならば，そ
れはフードチェーンの全体にとって望ましい。このような取り組みを積
極的に行ってもらうには，その手間に見合った報酬が必要であろう。し
かしこれまで生鮮農産物は卸売市場でのスポット型取引が一般的だった
ので，特別な安全管理をしているかどうかを確認できず，特別の値段を
つけることは難しかった。近年では契約取引が増えてきて，標準化され
た安全衛生管理とトレーサビリティの導入が普及してきている。

6．表示と安全・安心の確保

　消費者は，食品の安全と同じく，正しい表示を強く求めている。そし
てより詳細な情報への要望が高まっている。表示の機能には，①安全の
確保，②選択の支援，③健康の増進，④公正な競争の維持がある。適切
な表示を行うことは，食の信頼を築くための基礎条件でもある。食品表
示制度は食品表示法に基づいて定められるが，それ以外に健康増進法，
不当景品類及び不当表示防止法（景品表示法），不正競争防止法，計量
法などが関わっている。

　食品表示基準によって定められる表示内容は，ア）名称・品名，イ）
原産地，ウ）原材料のうちで遺伝子組換え食品であること，アレルギー
物質を含むこと，利用している食品添加物，エ）期限表示，オ）保存方
法，カ）製造業者等の名称・所在地となっているが，生鮮食品や加工食
品の種類によって表示内容は異なる。

　一般用加工食品の栄養成分表示は 2015 年に義務化された。そのうち特定の栄養成分の補給のために使用される加工・生鮮食品では，一定の基準量を含む場合に栄養機能食品として栄養成分の機能性を表示することができる。また特定保健用食品（トクホ）は，健康増進法の規定に基づいて許可または認証を受けたもので，特定の保健の目的が期待できる旨が表示される。それ以外に機能性表示食品については，事業者の責任において科学的根拠に基づいた機能性を消費者庁長官に届け出ることで表示することができる。

　原材料表示のうち，遺伝子組換えに関する表示（分別流通されて遺伝子組換え食品であると分かっているもの，組換え食品と非組換え食品が不分別であるもの）は 2001 年に義務化された。また，アレルギー物質（特定原材料／えび，かに，小麦，そば，卵，乳，落花生）に関する表示は 2002 年に義務化されて，特定原材料以外の 20 品目は勧奨表示として任意表示となっている。食品添加物については何度も改正を経て詳しく表示されるようになった。2017 年にすべての加工食品における原料原産地表示が始まり，2022 年 3 月までに完全義務化される。

7.　食品のトレーサビリティ制度

　表示制度を補完し，生産者や原産地をより詳細に特定する機能をもつものとして，食品トレーサビリティ制度に期待がもたれている。牛肉とコメでトレーサビリティ制度が法律に基づいて導入された。前者については，牛の個体識別番号の登録は 2003 年，牛肉販売時の個体識別番号の表示については 2004 年に義務化された。後者については，業者間の取引記録の作成・保存については 2010 年，産地情報の伝達については 2011 年に義務化された。

　トレーサビリティは，取引記録を基にして生産から消費までを追跡で

きるようにする制度である。安全上の問題が発生したときに，その生産・製造地を遡って特定したり，販売先を追いかけていき，問題のある食品を確実に撤去・回収したりするために利用される。したがって，先に説明した通り，安全衛生対策にとって，健康被害が拡大しないようにするための事後的な対策を支援する手段になっている。

　牛トレーサビリティ制度は，そもそも BSE に関連したリスクのある牛を特定するために導入されたが，それ以外のリスクへの対策にも機能することになった。東日本大震災時の福島第一原子力発電所事故による放射性物質の拡散が原因で，高濃度の放射性セシウムを含む稲わら等が肉牛に給与されたことにより，牛肉から暫定規制値を超える放射性セシウムが検出された際，トレーサビリティ制度を活用して，産地の特定，原因の解明，対象牛肉の回収を迅速に行うことができた。

　トレーサビリティは，本来，ある一定の販売ロット単位ごとに，取引に関連した業者をつなげて流通経路全体を明らかにすることを目指している。しかし，このような取り組みをすべての農産物に適用することは難しい。ただ，現在の流通制度では，途中の業者をロットごとに特定できないが，多くの場合，追跡経路の出発点である生産地を特定できている。制度としては不完全なように思えるが，しかし，たとえば想定しているリスクの原因が残留農薬であるならば，生産地（農場）を特定できるだけでリスク対策の支援として一定程度の機能を果たしうる。

　このようなトレーサビリティのシステムを，正確な原産地表示や生産者の紹介に利用する例もある。より安全で高品質なものの生産を振興するためには，その事実を情報として発信して消費者に理解してもらうことが重要であると先に指摘した。もし，トレーサビリティのシステムに，生産情報を販売の現場に伝達していく機能を付け加えられるならば，消費者の理解を促すことができるかもしれない。生産者の行為を検証する

こともあわせて行うならば，偽装を排除して食の信頼を高めることに結びつく可能性がある。

参考文献

1. 一色賢司編『食品衛生学〔第 2 版〕』（東京化学同人，2019 年）
2. 中嶋康博『食の安全と安心の経済学』（コープ出版，2004 年）
3. 新山陽子編『解説　食品トレーサビリティ〔ガイドライン改訂第 2 版対応〕』（昭和堂，2010 年）
4. 消費者庁「知っておきたい食品の表示（平成 30 年 10 月版，消費者向け）」（2018 年）

学習課題

　食品安全行政を担当する関係機関のホームページを調べて，リスク評価，リスク管理，リスクコミュニケーションの制度や対策の具体例を確認してみましょう。

索引

●配列は五十音順

分担執筆者紹介

（執筆の章順）

香山不二雄 （かやま・ふじお）
・執筆章→ 4・5・6

1953 年	福岡県に生まれる
1977 年	九州大学農学部食糧科学工学講座卒業
1984 年	産業医科大学医学部医学科卒業
1998 年	自治医科大学医学部教授
現在	自治医科大学医学部名誉教授
専攻	環境医学、重金属の毒性学、免役毒性学
主な著書	よくわかる環境ホルモン学（環境新聞社）

Kayama F, Nitta H, Nakai S, Sasaki S, and Horiguchi H；
Total diet study in Japan. Total Diet Studies, ed. By GG
Moy and RW Vannoort.. Springer（New York）：pp. 317-
326, 2013
Kayama F., Kodama, Y., Yamashita, U. & Tsuchiya, K.
Immunotoxicology of cobalt and selenium. Immunotoxicity
of metals and Immunotoxicology, ed. by A.D.Dayan et
al., Plenum Press（New York）：pp.175-182, 1990

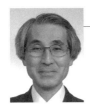

山﨑　壮 （やまざき・たけし）
・執筆章→ 7・8・9

1954 年	神奈川県に生まれる
1983 年	東京大学大学院薬学系研究科博士課程修了
	国立医薬品食品衛生研究所
	食品添加物部研究員，機能生化学部室長，食品添加物部室長
2012 年	実践女子大学生活科学部食生活科学科教授（現職）
現在まで	厚生労働省、食品安全委員会、消費者委員会、独立行政法人医薬品医療機器総合機構等の専門委員を歴任
専攻	食品のリスクと有効性の評価，食品添加物，生化学
主な著書	管理栄養士・栄養士のための食品安全・衛生学（共著　学文社）
	食品安全の事典（共著　朝倉書店）
	人間の生命科学web版（共著　公益財団法人日本科学協会）

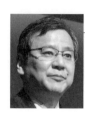

中嶋　康博（なかしま・やすひろ）
・執筆章→ 14・15

1959 年	埼玉県に生まれる
1989 年	東京大学大学院農学系研究科博士課程修了
現在	東京大学大学院農学生命科学研究科教授・農学博士
専攻	農業経済学・フードシステム論
主な著書	食品安全問題の経済分析（日本経済評論社）
	食の安全と安心の経済学（コープ出版）
	食の経済（編著　ドメス出版）
	フードシステムの経済学（共著　医歯薬出版）

編著者紹介

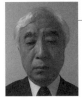

吉村　悦郎 (よしむら・えつろう)
　　　　　　　　　　　　　　　　・執筆章→1・2・3

1950 年	福岡県に生まれる
1973 年	東京大学農学部農芸化学科卒業
1978 年	東京大学大学院農学系研究科農芸化学専攻修了（農学博士）
	東京大学大学院農学生命科学研究科教授、放送大学教授を
	経て
現在	放送大学特任栄誉教授・東京大学名誉教授
専攻	栄養学・生物無機化学
主な著書	食と健康（放送大学教育振興会）
	基礎生物無機化学（丸善）
	分析化学便覧（分担執筆　丸善）
	新・食品分析法（分担執筆　光琳）
	Metal Ions in Biological Systems Vol.40（分担執筆
	Mercel Dekker）

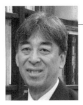

関崎　勉 (せきざき・つとむ)
　　　　　　　　　　　　　　・執筆章→10・11・12・13

1955 年	埼玉県に生まれる
1978 年	北海道大学獣医学部卒業
	農林水産省家畜衛生試験場，農研機構動物衛生研究所を経て
現在	東京大学教授・獣医学博士
専攻	獣医微生物学、食品病原微生物学
主な著書	獣医微生物学第 4 版（共編著　文永堂）
	獣医感染症カラーアトラス第 2 版（共編著　文永堂）
	感染症科診療パーフェクトガイド〈犬・猫・エキゾチック
	動物〉（共著　学窓社）

放送大学教材　1519344-1-2111（テレビ）

食の安全

発　行　　2021 年 3 月 20 日　第 1 刷

編著者　　吉村悦郎・関崎　勉

発行所　　一般財団法人　放送大学教育振興会
　　　　　〒 105-0001　東京都港区虎ノ門 1-14-1　郵政福祉琴平ビル
　　　　　電話　03（3502）2750

市販用は放送大学教材と同じ内容です。定価はカバーに表示してあります。
落丁本・乱丁本はお取り替えいたします。

Printed in Japan　ISBN978-4-595-32259-4　C1377